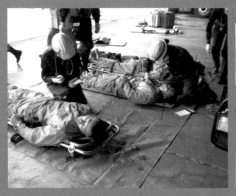
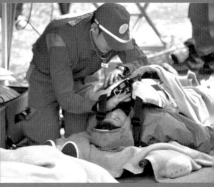

災害現場での
トリアージと
応急処置 第3版

山﨑達枝 編

日本看護協会出版会

■執筆

山﨑 達枝

長岡崇徳大学看護学部 准教授／山﨑絆塾 代表　医学博士
一般社団法人 日本災害看護学会 前理事／
一般社団法人 日本災害医学会 前理事、評議員／
一般社団法人 日本 DMORT 理事／
特定非営利活動法人 災害看護支援機構 前副理事長、現理事／
認定特定非営利活動法人 災害人道医療支援会 監事

2003 年、内閣府防災担当大臣 防災功労賞受賞／
2004 年、陸上自衛隊より感謝状受領

1990・1991・2005 年、外務省外務大臣より感謝、東京都より感謝状／
2011 年、医療功労賞受賞／2014 年、東京都看護協会会長賞／
2015 年、日本看護協会会長賞

■第2章 監修

秋冨 慎司　　　医療法人伯鳳会 東京曳舟病院、
　　　　　　　　　日本医師会 総合政策研究機構／医師

■ Voice～現場からの声 執筆

秋冨 慎司	前 掲
主田 英之	徳島大学大学院社会医学系法医学分野 准教授／医師
千島 佳也子	国立病院機構本部、厚生労働省 DMAT 事務局／ 看護師
安井 美佳	元・兵庫県災害医療センター／看護師
髙村 将志	山形県立中央病院災害派遣医療チーム／看護師
山野目 辰味	岩手県立大船渡病院第 1 脳神経外科 科長・ 救命救急センター 副センター長／医師
小林 賢吾	熊本赤十字病院／看護師
小林 雅貴	独立行政法人 海技教育機構／看護師
川野 和也	立川介護老人保健施設わかば 事務長／保健師
鬼澤 かおる	東京医科歯科大学病院／看護師

［第 3 章・DVD 協力］　**八櫛 徳二郎**　　救急救命士

はじめに

　本年の春頃、日本看護協会出版会より本書の執筆のお話をいただきました。「私でよいのだろうか」ととまどいましたが、いまだかつてないほど重要性・必要性の高い分野の本であると光栄に思い、お受けしました。いまから10年ほど前、日本看護協会出版会の方とある会場でごいっしょする機会がありましたときに、「トリアージへの関心がこれから高まりますよ。ぜひトリアージについて考えられるとよいと思います」と提案をさせていただきましたが、当時はまだトリアージという言葉を耳にすることは少なく、あっさりとかわされてしまいました。

　あれから時は過ぎ、JR福知山線脱線事故、秋葉原無差別殺傷事件などが発生し、日本中の人々を震撼させました。事故原因の究明などを含めマスコミにも大きく取り上げられましたが、注目を集めたことの一つが、現場で行った「トリアージ」と、「応急処置」などの医療者の対応でした。特にトリアージでは、「黒タッグ」をつけられた家族（遺族）の問題から、医療者以外に一般市民の関心も高くなりました。また法の専門家からは、法的にも医師以外の職種がトリアージすることについて語られるようにもなりました。

　このような背景から、本書では、災害現場で遭遇すると思われる代表的な疾患を多く取り上げ、トリアージ判定の模擬訓練ができるように練習問題と詳しい解説を掲載しました。また、看護職が現場でできる応急救護手当てやトリアージタッグの書き方などを、本とDVDに収録しました。第2章の練習問題では、災害現場で実際に活動している経験豊かな救急医・秋冨慎司医師に監修者として多くのご意見をいただき、DVDの傷病者の観察や応急処置については、実際に救急現場に駆けつけている救急救命士の八櫛徳二郎様にご協力いただきました。本書は、実際に救命救急医療のプロが行っている手法をみながらその場で学ぶことができる、より実践的・実用的な内容となっています。臨床で働く看護職のみならず、看護学生・教員の方にも、トリアージのテキストとして、ぜひ参考にしながら学んでいただきたいと思います。

　大切な命を救う災害現場での活動は重要なことですが、看護職として忘れてならないこと、それは「看護の本質は、どの時期、どの場でも変わらない」とい

うことです。私は1991年に、国際緊急援助隊のメンバーとして、湾岸戦争における医療支援活動に参加しました。医療資器材も十分にないテント内での医療活動から、「看護とは世界共通であり、災害看護は看護の原点である。その原点となるのは、ナイチンゲールの看護にある」ということを学びました。それ以来、「災害看護とは看護の原点であり、ナイチンゲールの看護の原点」と、機会あるごとに伝えています。本書が、皆さまの知識・技術の向上とともに、看護の本質を忘れずに実践することの一助となるならば、望外の喜びです。

　本書の編集を担当された日本看護協会出版会の金子あゆみ様、DVD製作においては、日本看護協会出版会の為永淑子様はじめ社員の皆さまには、仕事中にもかかわらず「傷病者モデル」としてご協力賜りましたこと、DVD製作にご支援いただいた株式会社ノルメカエイシア様、株式会社イマージン様、ニチバン株式会社様、その他、かかわってくださいましたすべての皆さまに、この紙面を借りて深く感謝し、お礼を申し上げます。

2009年10月25日　　　　山﨑 達枝

第2版の序

　日本看護協会出版会から『災害現場でのトリアージと応急処置』初版を出版していただいて7年が経過しました。このほど改訂版を出したいとのお話を受けましたときに、多くの方々に役に立ったのだと感無量でした。初版を手に取っていただき、またテキストとして活用していただいたことにお礼申し上げます。

　初版は阪神・淡路大震災を契機に執筆しました。その阪神・淡路大震災から21年の年月が経ちますが、その間にも未曾有の被害を出した「東日本大震災」が発生し、すでに5年が経ちます。いまでも日本各地、世界各国で自然災害や人的災害は後を絶ちません。

　災害時は傷病者への一刻も早い救助・治療が求められます。阪神・淡路大震

災を契機に災害医療派遣チーム（DMAT）が発足し、さらに、混乱を極める被災状況下でも医療機能を維持できるよう、災害拠点病院制度の充実・強化が図られてきました。

災害医療では"preventable death（防ぎえた死）"という言葉があります。適切な処置や手当てができていたら助かったであろうが、災害の混乱のなかでそれができなかった尊い命のことです。阪神・淡路大震災のときに、被災地で活動した医療者が当時を振り返り検証し、7つの視点をあげました。その一つにトリアージ、すなわち「負傷者の選別」が適切にできなかった、という視点がありました。

7年ほど前に若い看護師から、「トリアージを勉強したいので、基本を押さえたわかりやすいテキストで、災害発生時に起こりやすい症例などが書かれているものがほしい」との声を聞きました。確かに、歴史が浅い災害医療とトリアージに関しては関連書籍も少ない頃でした。そこで、災害現場において遭遇すると思われる代表的な受傷、疾患例を多く取り上げ、症例対応を練習問題にあげて解答するQ＆A方式で災害医療を論じた本書をつくりました。また、現場で緊急に行える用手的な治療について、その模様をDVDに収めて可視化しました。

災害現場でのトリアージの重要性が叫ばれるいま、医師だけでなく、看護師、救急隊員そして一般市民もトリアージの基本と実際の方法を習得することが求められています。トリアージを理解することは重要なことであり、地域の看護師として活躍するときに、災害への備えとして地域住民にトリアージを伝えることも役割の一つになると思います。本書が最適な教科書として活用できると信じて、初版の内容をさらに充実させて、再度世の中に出そうと決めました。読者の皆さま方から、内容について忌憚のないご意見をいただければ幸いです。皆さま方のますますのご発展をお祈りして発刊の言葉に代えさせていただきます。

本書を上梓するに当たり、多くの方々にご支援をいただきました。紙面にてお礼を申し上げます。

2016年11月5日　　　　山﨑 達枝

第3版の序

2019年12月に中国・武漢市で発生し、翌年の1月に日本でも感染者が出て、世界的に広がりパンデミックまで感染が拡散された新型コロナウイルス感染症（COVID-19）。約3年が経過したいま、ようやく新規陽性者数が減少し、私たちの生活にも穏やかさを感じられるようになりつつある……と思いきや、すでに第8波が到来しています。この、いわゆるコロナ禍による感染症への対応が医療従事者にどれほどのリスクを与えているかを日々痛感させられるとともに、われわれ医療従事者が非常事態下でいかに重要な職務を担っているかを改めて認識しました。この感染症については、従来株より致死率が高いといわれ、数々の変異株の感染例が国内でも発見されるなど、長期的な対応が必要とみられており、医療従事者の高まるリスクを日々案じてます。

このコロナ禍においては、看護者として最も大切にしている"最も苦しんでいる患者とその家族に寄り添う"ことが難しくなっていることが何よりもいちばんつらいのではないでしょうか。そのような状況下でも対象となる人への思いを失わずに、いまも闘っておられる看護職の皆さまに心からの敬意と感謝の意を表したいと思います。コロナ感染症との闘いはまだなお厳しい状況ではありますが、1日も早く安定した生活が戻ることを願っています。

『災害現場でのトリアージと応急処置』は、2009年11月に第1版第1刷が発行され、お陰様でこのたび第3版を発行することになりました。13年が過ぎましたがその間に多くの皆さまに参考図書としてお手に取っていただけたことをうれしく思います。

看護大学や看護専門学校の学生さんからの「数々の症例を通して、神経や解剖学から疾患とその特徴的な症状について学ぶことができ、国家試験対策としてとても参考になりました」というコメントや、病院の救急現場で活躍されている看護師の方からの「わかりやすい解説で、救急搬送されてくる患者さんの観察に参考になりました」という言葉等々、学びの一助になっていることがうかがえるうれしい感想が多く寄せられました。たくさんの方がテキストとして手元に置い

て勉強してくださっていることがわかり、私は感無量で、また新たな励みにもなっています。

　講義の際、時々「災害時のトリアージは“切り捨ての医療”ですか？」と質問されることがあります。黒タッグについての質問だと思います。私見になりますが、「災害時のトリアージは切り捨ての医療ではないです」と伝えています。つまり、黒タッグイコール「死」ではないのです。助かる傷病者から治療を開始することは、一人でも多くの命を救う災害時医療の原則です。そこで黒タッグを装着された傷病者は、優先順位が後になることを理解していただきたいと思います。日本DMORT（災害死亡者家族支援チーム）で開催されているDMORT養成研修会でも、救急医は同様に講義されています。

　本書では、社会に対応できる時代にあった専門家の育成も心がけています。第3版では、書籍のタイトルである「トリアージ」からは少し離れますが、コロナ禍における急激な社会変化に対して、大学病院の第一線で活動されている看護師長および地域包括支援センター・介護老人保健施設勤務の保健師であり事務長の方に、コロナ禍という災害の中でのマネージメント体験についてご執筆いただきました。

　専門職として仕事をするうえで、スキルや経験が重視されることは当然のことだと思います。多数傷病者が発生するような現場でのトリアージを経験することは稀なことです。そのような災害が発生しないことが何よりなのですが、わが国では地震や風水害の発生頻度が年々高くなっています。日本は災害多発国です。いつ、どこで大規模災害が発生し、現場でのトリアージや応急処置が必要とされるかわかりません。自分がそのような現場で活動することになったときを想像し、本書を参考にして学んでいただければありがたいです。

　本書が第3版まで永く続いていることは、多くの皆さまにご支援をいただいているからこそです。この場をお借りして深くお礼を申し上げます。

2022年11月25日　　　山﨑 達枝

Contents

はじめに———iii

第1章

災害現場でのトリアージ —————— 1

プレホスピタルにおける医療活動とは ————— 2
災害現場におけるトリアージ ————————— 12
一次トリアージ——START 式トリアージ（生理学的評価）——— 18
二次トリアージ（解剖学的評価）————————— 21
トリアージタッグの記載方法と留意点 ————— 30

第2章

災害現場での
トリアージ判定模擬訓練

救護所での一次・二次トリアージにチャレンジしてみよう！ ——— 49

第**3**章

災害現場での応急処置 ———— 139

[固定法]下肢固定／頸椎固定／フレイル固定／穿通性異物固定 ———— 140

[被覆法]脱出臓器の被覆／3辺テーピング ———— 146

[止血法]直接圧迫止血法／間接圧迫止血法 ———— 149

Pick up

災害の分類と特徴 ———— 43

医師以外の職種が行うトリアージの法律上の問題 ———— 47

災害現場で留意すべき感染症と対応 ———— 152

Voice〜現場からの声

トリアージ現場を実際に体験して思ったこと（秋冨慎司）——————37

災害現場における法医学（主田英之）——————————————40

JR 福知山線脱線事故でのトリアージ体験（千島佳也子）————117

遺族ケアを含めた災害医療のあり方について（安井美佳）———120

東日本大震災での経験（髙村将志）————————————————123

東日本大震災時のトリアージ──岩手県立大船渡病院の経験から（山野目辰味）—127

熊本地震における熊本赤十字病院での活動経験と

その後の取り組み（小林賢吾）————————————————131

護衛艦「いずも」での DMAT との災害訓練を実施して（小林雅貴）———135

介護施設で Covid-19 クラスターを経験して得たもの（川野和也）——160

Covid-19 流行下での看護を経験して（鬼澤かおる）—————164

索引————————————————————168

第1章
災害現場でのトリアージ

プレホスピタルにおける医療活動とは
災害現場におけるトリアージ
一次トリアージ──START式トリアージ（生理学的評価）
二次トリアージ（解剖学的評価）
トリアージタッグの記載方法と留意点

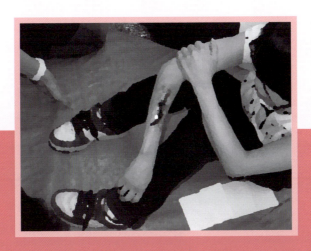

プレホスピタルにおける医療活動とは

　事故や災害などにより多数傷病者の発生する現場（以下、現場）では、一刻でも早く治療の優先順位を決め、必要な応急処置を行い、医療施設に搬送することが、傷病者の救命につながる。特に、円滑な医療を行うには「3T's」が不可欠といわれている。「3T's」とは、Triage＝トリアージ（選別）、Treatment＝治療、Transport＝搬送、の頭文字を取ったもので、「災害時の3T's」とも呼ばれる（**図1-1**）。

　そのなかでトリアージは、現場で行われる3T'sの最初の作業、災害医療のスタートである。的確なトリアージを行うことが、医療効果を上げる最もよい方法であるが、トリアージに伴う搬送や治療の条件が整っていない、またはその状況が理解できていないと、効率のよいトリアージを行うことはできない。

　「一人でも多くの人を助ける、救命第一」を目標に効果的な医療を行うこと、災害時の3T'sの原則を守り実践することは、重要なことである。

1●プレホスピタルケアとは

■1──プレホスピタル、プレホスピタルケアの定義

　プレホスピタルとは、病院前、つまり事故・災害が発生した現場から医療施設までを指し、プレホスピタルケアとは、傷病者が救出され、応急救護処置を受け、適切な医療施設に搬送される "現場から医療施設までの医療救護" を指す。こ

Triage ＝トリアージ

Treatment ＝治療

Transport ＝搬送

[図1-1] 災害時の3T's

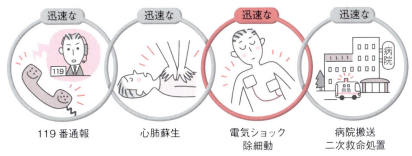

[図1-2] 救急の連鎖

の一連の流れが円滑に行われるための救急医療システムがプレホスピタルケアであり、事故や災害時の救急医療は現場から始まるといえる。

また、事故や災害は一般市民の生活の場で発生することから、プレホスピタルケア（病院前救護）には、一般市民（バイスタンダー）による地域医療、応急救命処置から、専門職である医療者の救命処置まで含まれることになる。

■2──プレホスピタルケアの重要性

現場へ最初に到着する医療者は概ね救急隊であり、プレホスピタルケアの中心となるのは救急隊員である。しかし、事故や災害は地域で発生することから、その現場に居合わせた人々がいちばんの情報提供者・対応者となる。

前述したように、一般市民（バイスタンダー）の救援活動は、救急隊員・救急救命士や医師・看護職といった医療者に引き継がれる。そして、さまざまな傷病者に対して、緊急度・重症度にあわせたトリアージと必要な応急処置が施され、適切な医療機関に迅速に搬送される。医療行為の空白をなくし、いかに早く医療

施設に搬送するか、「救急の連鎖（**図1-2**）」が傷病者の予後を左右することにつながっていく。

医療者は、以下の順序で医療活動を行う。

❶安全の確保

傷病者の救助および傷病者を危険地域から安全な場所へ移動させ、二次災害の発生を防ぐことが重要である。また、救援者自身が災害に巻き込まれないようにしなくてはならない。

❷傷病者のトリアージ（より正確なトリアージ）

傷病者の治療・搬送の優先度・緊急度の判断（トリアージ）を行う。

マンパワーや安全が確保された医療施設と違い、人的・物的資源の限られた現場では、また救急搬送車内でも、実施できる医療は限られている。この状況を理解し、トリアージを行わなければならない。

❸的確な救命救急処置

まず最低限の応急処置として、止血・気道の確保を行い、次に、苦痛の軽減のための処置を行う。

❹正確な情報伝達

大友[1]が「災害時の初動が混乱し、初期対応に失敗する最も大きな要因は、情報伝達の不備である」と述べているように、正しい情報伝達は災害医療の要ともいえる。

現場からの情報は、受け手である医療施設には非常に重要なものである。どのような事故・災害であるのか、傷病者の数、どのような状況なのか、それに伴う治療の提供などの情報から、医療施設では治療計画の予想を立て、準備をすることが可能となる。

❺適切な搬送病院の選定

搬送順位の決定後、傷病者数と周辺医療機関の受け入れ能力、医療機関までの搬送時間などを考慮し、適切な搬送病院を決定する。

❻後方医療施設への速やかな搬送

近隣の医療機関に搬送できなかった傷病者を後方医療施設に速やかに搬送できるように、搬送車両の確保を行う。

2●事故・災害医療の最終目標

　多数傷病者に対して統一された医療を提供すること、さらに地域・関連機関・職種間が連携することが、一人でも多くの人を助けることにつながる。事故・災害医療の最終目標は、以下の3点である。

> ①防げる死（preventable death）を0にする
> ②傷病者を社会復帰につなげる
> ③合併症を最小限にとどめる

3●DISASTERパラダイム

　応急救護活動の視点から、体系的対応の基本原則（CSCATTT、図1-3）[2]や

Command & Control ＝ 指揮命令、統制/調整
指揮命令：各機関内の縦の連携、統制/調整：各機関内の横の連携

Safety ＝安全（安全確保）
第一：自分自身の安全確認、第二：現場の安全確認、第三：傷病者の安全確認。
医療者の安全が確保されないときは、退避、避難、通報

Communication ＝ 情報伝達 → METHANE（図1-4参照）

Assessment ＝ 評価（客観的評価）

Triage ＝ トリアージ

Treatment ＝ 治療（応急処置）

Transportation ＝搬送

［図1-3］体系的対応の基本原則（CSCATTT）
〈Major Incident Medical Management and Support ; MIMMS〉

(M)ajor incident = 大事故・災害の発生　＊「待機」「宣言」「名前」

(E)xact location = 正確な発災場所　＊地図の座標

(T)ype of incident = 事故・災害の種類
　　　　　　　　　　　　＊自然災害、化学災害、交通事故

(H)azard = 危険性、現状と拡大の可能性

(A)ccess = 到達経路、進入経路

(N)umber of casualties = 負傷者数、重症度、種類

(E)mergency services = 緊急サービス機関
　　　　　　　　　　　　　　＊現状と今後必要となるサービス

[図1-4] 災害時に伝えるべき情報 (METHANE)
(Major Incident Medical Management and Support ; MIMMS)

(D)etection = 覚知

(I)ncident Management = インシデントマネージメント (災害事象管理)

(S)afety & Security = 安全性とセキュリティー

(A)ssess Hazards = 危険性の評価

(S)upport = 支援

(T)riage/(T)reatment = トリアージと治療

(E)vacuation = 搬送・避難

(R)ecovery = 回復・復興

[図1-5] DISASTERパラダイム

6　第1章　災害現場でのトリアージ

DISASTERパラダイムという言葉がよく聞かれる。

ここでは、米国で始まった災害医療研修BDLS (Basic Disaster Life Support)[3]で説明されている災害対応の原則、DISASTERパラダイムについて紹介する（図1-5）。

❶ Detection：覚知

①はっきり「災害」とわかるものばかりではない。

②医療資源は傷病者数よりも不足するということを認識しておく。

③事故や災害の現場の状況を、ほかの人に早く伝える。

❷ Incident Management：インシデントマネージメント（災害事象管理）

危機管理対応（指揮命令と調整、情報管理、装備とトレーニング）の基準を示す。

①医療施設で対応可能なレベルの災害か、あるいは国家レベルでの対応が必要かを判断する。

②指揮命令や調整が重要な要素である。

③役割分担と責任を明確化し、組織図を作成する。

④「統制範囲」が処理能力内にあるように、個々の人が実行できる範囲を決める。

❸ Safety & Security：安全性とセキュリティー

①現場（医療施設）の安全の確保と、出入口の確保を行う（2方向の通路があることが望ましい）。

②現場で手当てを受ける必要がない程度の負傷（軽症）の場合、負傷者の80％は自分で移動するため、そのための手段・方法を確保しておく。また、安全に対する脅威（爆発物や建物の崩壊、ガス漏れなど）を予測し、対応策を立てておく。汚染の場合は拡大していくので、特に注意を要する。

❹ Assess Hazards：危険性の評価

①第一次優先事項として、自分自身の安全と、チームの安全を守る。自分自身が負傷者にならない。

②第二次優先事項として、市民（公衆）、傷病者、環境を守る。

③病人や傷病者のみにとらわれないようにする。

❺ **S**upport：支援

①資源の把握

　　どのような資源が必要か、それをもっているのは誰か、それはいつ（何時何分、何日）到着するのか、などを把握する。

②医薬品・装備・人（ボランティア）の支援

　　災害時には、多数のボランティアが現地に駆けつけたり、物品などの寄付があったりするが、時にはそれがマイナスの影響につながることもある。ボランティアにも、ある一定の能力が求められる。

❻ **T**riage/**T**reatment：トリアージと治療

①損傷の程度と生存可能性によって、患者を順位づけする。移動と使用可能な搬送手段を考慮する。

②長期的には、すべての医療者、施設、機関が統一されたトリアージ法を用いることをめざす。

③治療は、全患者が施設に搬送された時点、あるいは治療を実施する資源がなくなった、または使い切った時点まで続けられる。

④治療記録も重要である。

❼ **E**vacuation：搬送・避難

①発生現場→医療施設→治療部署の順で搬送・避難する。経路、車両、中継場所をあらかじめ決めておく。

②災害時要配慮者には、配慮が必要である。

③時には、医療施設からの避難が必要な場合もある（建物の破壊、感染・汚染、ライフラインの途絶、洪水など）。

❽ **R**ecovery：回復・復興

①災害からの回復・復興に向けての長期目標を立てる。これは災害発生時から始まり、終了まで数年続く。

②傷病者、医療関係者、建物などへの影響を最小限にとどめる。

4●災害現場における応急救護所

　災害現場における応急救護所（advanced medical post；AMP）の定義は、災害

現場に隣接した場所にあり、医療器材が準備され、重症者に対する医療行為を行える施設のことで、トリアージとstabilizationが行われる。必ず医療者が待機していることが条件となる。

・傷病者の優先度・緊急度の判断ができる。

・傷病者のトリアージ、治療（苦痛の軽減）ができる。

・後方医療施設への速やかな搬送を行う。

Stabilizationとは、重症者の治療を行い、安定した状態で医療施設に搬送することである。その治療とは、気管挿管、気管切開、胸腔ドレナージ、ショック状態の傷病者への輸液や薬物治療、止血など、生命を維持するための緊急治療に限定される。

災害現場における応急救護所の設置場所の留意点と、構造を以下に示す。

・二次災害の危険のない場所

・搬送のための道路に直接アクセスできる場所

・広くて、できるだけ平坦な場所（ヘリコプターの離発着可能なスペースが確保できる）

・よく知られている場所、連絡の取りやすい場所

・道路が複数（2車線以上）確保できる場所

［トリアージ部門］

・傷病者の流れは一方通行とし、入口は原則として1か所にする。

・傷病者は必ずこの場所を通過させる。

・傷病者全員にトリアージを行う。

［治療部門］

・緊急部門と非緊急部門に分ける。

・緊急部門は、搬送部門に近接させる。

・広さは、緊急部門＞非緊急部門 とする。

［搬送部門］

・搬送のための車の流れは一方通行とする。

5 ● 搬送の原則

　災害または事故発生後の救急対応現場に集まる傷病者は、深刻な状況の超重症の者から、入院治療・経過観察が必要な中等症の者、軽症や内部損傷の者まで、その状態はさまざまである。このような多数傷病者の発生した現場で、状況を判断し、医療施設数・受け入れ傷病者数や搬送手段・搬送時間などのさまざまな点を考慮し、搬送先を決定し、搬送・治療の優先度の高い傷病者から搬送することが重要である。

　外傷病院前救護ガイドラインJPTEC™ (Japan Prehospital Trauma Evaluation and Care) の概念[4]によると、重症外傷では、受傷から決定的治療を開始するまでの最初の1時間を"ゴールデンアワー"と呼び、救命率を上げるために最も効果的と考えられるのは、緊急度・重症度の高い傷病者を短時間で適切な医療機関へ搬送することである。受傷から医療施設で適切な治療を開始するまでの時間が1時間以内とすると、現場での初期医療に使える時間は極めて短い。受傷後の10分間は"プラチナタイム"と呼ばれ、この10分間で傷病者の観察、処理、搬送準備、搬送先の選定を行う。現場での滞在時間を短くすることが死亡者を減らすことにつながり、現場での応急救護と時間がいかに重要であるかが示されている。

6 ● プレホスピタルケアにおける看護職の役割

　看護職は、現場に急行し、他職種と協力しながら、傷病者の生命を守るためにトリアージや応急処置等を行い、時にはヘリコプターや救急車に同乗することもある。救急医療のいちばん最初となるプレホスピタルケアは、傷病者の生命や機能の予後に大きく左右する。現場での的確な活動は看護職としてもとても重要なことであるが、筆者は特に、傷病者とその家族（時には遺族）への心理面でのサポートは、看護職ならではの役割だと考える。どのような厳しい状況であっても、場が違っても、看護の本質は変わりないだろう。

　先に示した米国のBDLS研修のDISASTERパラダイムでも、T［治療］の項目では、「安心させたり、安らぎを与えたり、苦痛を和らげることなども治療に入る」

と伝えている。現場で傷病者や家族とかかわる時間は限られているが、看護職はいつも患者とその家族に寄り添うことを忘れてはならない。

寺師[5]は、プレホスピタルでの倫理的な問題への発言なども含めて、看護職が積極的にかかわっていくことが求められる、と述べている。

7●一般市民（バイスタンダー）の役割と育成

災害は地域で発生することがほとんどである。したがって、情報提供や一次救命処置は、その場に居合わせた一般市民（バイスタンダー）によって行われ、医療者に引き継がれる。このバイスタンダーと医療者とのスムーズな連係プレーが、傷病者の救命率を上げることにつながる。

そのため、一般市民への一次救命処置（心肺蘇生法）や応急手当に関する知識・技術の教育指導は大変重要である。

●引用文献

1）大友康裕編：多数傷病者対応，プレホスピタル MOOK4，p.8，永井書店，2007.
2）前掲書1），p.105.
3）NDLS グローバルトレーニングセンター日本事務局　https://www.ndls.jp
4）JPTEC 協議会マニュアル作成ワーキンググループ編著：JPTEC プロバイダーマニュアル，p.7，プラネット，2003.
5）寺師 榮：プレホスピタルにおける看護師の役割は何か．中村惠子監：プレホスピタルケア・災害看護，救急看護 QUESTION BOX 9，p.3，中山書店，2006.

●参考文献

1）吉田竜介責任編集：外傷一般，救急現場の救急医療，荘道社，1995.
2）山本保博，鵜飼 卓監：トリアージ─その意義と実際，p.48-58，荘道社，1999.

プレホスピタルにおける医療活動とは | 11

災害現場における
トリアージ

1●トリアージとは

「トリアージ」という言葉は、フランス語のtrier（選り分ける）から発している。繊維職人が羊毛をその品質からクラスに仕分ける際に使用したもので、選別する作業行為を示す言葉が語源といわれている。

ナポレオン時代になると、トリアージという概念は、戦場において傷病者を区分する際に用いるようになった。戦傷兵のなかから、治療により再び戦場に送り出せる傷病者を（より助かる命から優先的に）選別する行為を指したのである。その後、時代の変遷とともに、「傷病者をその程度（緊急度・重症度）によりクラス分けする」作業という意味になった。これが、現在の災害時のトリアージの概念といわれている。

2●災害時のトリアージ

災害現場におけるトリアージとは、限られた人的・物的資源の状況下で、最大多数の傷病者に最善の医療を施すため、傷病者の緊急度・重症度により治療の優先度を決めることである。したがって、治療不要な軽症者はもちろん、搬送さえ不可能で救命の見込みのない超重症者は治療の優先権が後になる。しかし決して切り捨てるわけではない。災害時のトリアージは切り捨ての医療ではないこ

とを理解すべきである。

　以上のことからわかるように、医療者として災害時にトリアージを行うということは、非常に厳しいことでもある。傷病者の状態の変化に応じてトリアージ区分が変化することはもちろんであるが、災害の種類、発生した場所や時間、近くにある病院数や受け入れ可能な診療科、収容能力などの状況により、最善と思われるトリアージは刻一刻と変化する。

　災害時のトリアージには2段階ある。第1段階は、大まかに迅速に分けるsieve（ふるい分け）で、START式トリアージを用いる。第2段階は、より確実に分ける二次（医療）トリアージ（sort：選別・並び替え）であり、第1段階で「赤」の区分の傷病者のなかから、さらに緊急度・重症度の高い傷病者に搬送・治療の優先順位をつけていく。

3●トリアージの原則

①トリアージ実施者は、治療に加わらない。ただし、以下の二つの例外を除く。
　・気道障害 → 負傷者の体位変換、下肢挙上、異物除去を行う。
　・致命的な出血 → 圧迫止血を行う。
　積極的な治療ではなく、あくまでも用手的操作である。
②一方向に進む。
③傷病者をむやみに動かさない。
④すべての傷病者をトリアージする。
⑤トリアージ実施者が一人で判断する。
⑥トリアージ実施者の決定に異議を申し立てない。
⑦トリアージは繰り返し行う。

4●トリアージの目的

　トリアージの目的は、限られた医療資源のもとで、最大多数の傷病者に最善を尽くすことである。「一人でも多くの人を助ける、救命第一」を目標に、効果的な医療を行う。災害時の3T's（p.2参照）の原則を守り、実践することが重要である。

災害現場におけるトリアージ　13

- ●正しい(適切な)傷病者を （**_Right Patient_**）
- ●正しい(適切な)場所(医療施設)へ （**_Right Place_**）
- ●正しい(適切な)時間内に （**_Right Time_**）

ふるい分け、選別すること

［図1-6］トリアージの目標

　一人の人を救うために、多数の人を犠牲にしてはならない。トリアージとは、緊急度・重症度にそって、傷病者を選別する行為のみならず、その後の治療(treatment)、搬送(transport)などを含めた概念としてとらえるべきである。

　トリアージの目標を**図1-6**に示す。

5●トリアージの意義

①限られた資源(医療者、医薬品など)の機能を最大限に活用して、可能な限り多数の傷病者を治療し救命するために、傷病者の緊急度・重症度に応じて治療の優先順位を決定し、決定に準じた傷病者の搬送、病院選定、治療等を滞りなく行うことにある。

②一人でも多くの傷病者を救命し、社会復帰へと結びつけることが重要である。災害は、傷病者だけではなく、その家族や地域全体が受け止めるべき出来事であり、傷病者の一刻も早い社会復帰は、本人・家族の喜びだけでなく、被災地域が復興するために欠くことのできない大切な条件である。

6●トリアージの方法

　傷病者の緊急度・重症度に応じて、4段階に分類する(**表1-1**)。例えば、傷病者の症状や受傷状況から、クラッシュ症候群やフレイルチェスト、開放性気胸などが疑われるときは、生命に直結するため、緊急対応が求められる。

　「赤」「黄」などの色は緊急度の区別であり、重症度とは必ずしも一致しない。

[表1-1] トリアージのプロトコール（区分）

優先度	分類	色別	区分	疾病状況	診断
第1順位	緊急（最優先）治療群	赤	I	生命・四肢の危機的状態で、直ちに処置が必要	気道閉塞または呼吸困難、重症熱傷、心外傷、大出血、ショック
第2順位	準緊急（待機的）治療群	黄	II	2〜3時間処置を遅らせても悪化しない程度バイタルサインが安定している	熱傷、多発骨折、脊髄損傷、合併症のない頭部外傷
第3順位	保留（軽症）群	緑	III	軽度外傷、通院加療が可能程度	小骨折、外傷、精神症状を呈するもの
第4順位	死亡群、治療・搬送待機群	黒	0	生命徴候がない	死亡、明らかに生存の可能性が低いもの

[表1-2] 災害時におけるいろいろな場面でのトリアージ

①現場トリアージ
②救護所トリアージ
③搬送トリアージ、搬送中トリアージ
　　→搬送の優先順位を決め、一つの医療機関への集中を避けるため
④病院トリアージ（玄関先トリアージ）
　　→診療の順番、手術の優先順位などの決定
⑤病院内トリアージ
　　→緊急手術などの処置の順位や、後方搬送の決定

・第1順位：トリアージ区分の（I）　緊急（最優先）治療群
・第2順位：トリアージ区分の（II）　準緊急（待機的）治療群
・第3順位：トリアージ区分の（III）　保留（軽症）群
・第4順位：トリアージ区分の（0）　死亡群、治療・搬送待機群

7●トリアージの繰り返し

　災害現場においては、各場面・段階でトリアージを繰り返し行うことが必要である（**表1-2**）。

災害現場におけるトリアージ | 15

災害現場では傷病者の数が多いことが想定されることから、「ふるい分け」（一次トリアージ）が必要であり、「赤」あるいは「黄」の傷病者は優先して現場救護所に搬送する[*1]。現場救護所では、さらに正確な「選別・並び替え」（二次トリアージ）が実施される。次に、救急車乗車エリアでは、病院搬送のためのトリアージが必要となる。黒タッグの傷病者は、病院搬送への優先順位が低く、警察とも連携し対応を考慮する。

　トリアージは1回で終わらず、繰り返し行う必要がある。トリアージは過程であり、動的評価であって、最終目的ではない。したがって、トリアージを行うたびに評価が変化することは十分にありえる。

[トリアージを繰り返し行う理由]

①災害時には、医療施設に軽症から重症まで多数の負傷者が集まる。そのなかには、治療を必要としない傷病者も多く含まれるため、やみくもに治療を行うことは、医療能力の低下をまねき、それが重傷者の予後の悪化につながる。

②災害現場では、多数の傷病者が救出される。トリアージを行い、応急救護処置を施すことにより医療の空白をなくすことは、災害遅延死を防ぐことにつながる。

③災害現場でトリアージを繰り返し行うことで、より治療の優先度の高い傷病者から搬送されるので、医療施設の医療者は重症者の治療に専念でき、負担の軽減になる。また、医療施設も、本来の役割が果たせる。

④病状変化に対応する。

8●トリアージタッグの装着部位

　トリアージ判断を実施したら、傷病者にトリアージタッグ（p.31 **図1-16**参照）を装着する。トリアージタッグの装着部位の優先順位は次のとおりである。

[*1]　医療資源（人、物、施設）が傷病者数に比べて圧倒的に不足しているときに限り、緊急（最優先）治療群の「赤」の傷病者のうち、理想的な救命治療を受けても死亡する可能性の高い人を「expectant」群（候補群）として、通常の「赤」の傷病者よりも搬送を後にし、待機とする（例：80％以上の熱傷、明らかに完成した脳ヘルニア、輸液に反応しないショック状態など）。ただし、状況が改善されたら、緊急（最優先）治療群に戻すことを考慮する。

右手 ➡ 左手 ➡ 右足(左足) ➡ 左足(右足) ➡ 首

　タッグは右手首に装着することが原則であるが、右手首を負傷していたりして装着に支障を来たす場合には、左手首、右足と部位を移動していく。首は、頸椎保護をする意味からも、最後の手段とするべきである。なぜ右手からかというと、トリアージは繰り返し行われることから、約束事として右手から確認することで、すべての手足をみることなく素早く確認できるからである。また、左手に装着されていることに気がつけば、右手が何か負傷していると理解することができる。
　タッグを衣服につけたり、毛布の上に置いてはならない。紛失を防ぐためにも、必ず体幹に装着する。トリアージタッグが毛布などで隠れないように工夫することが大切である。

●参考文献

1) 山本保博, 鵜飼 卓監：トリアージ―その意義と実際, 荘道社, 1999.

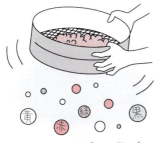

sieve = ふるい分け

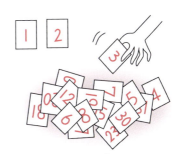

sort = 選別・並び替え

災害現場におけるトリアージ | 17

一次トリアージ

＊

START式トリアージ
（生理学的評価）

1●START式トリアージの目的

　START式トリアージは、多数の傷病者が発生した場合、短時間で行うトリアージの判定基準を簡素化し、早期に治療を開始することを目的として行うものである。

2●START式トリアージの方法

　ABCの順で、30秒以内に生理学的に「緊急度・重症度」の高い人を決めていく方法である。

　STARTとは、Simple（簡単）、Triage（トリアージ）、And（〜と〜）、Rapid（早い）、Treatment（治療）の頭文字からなる。日本語に訳すと、"簡単にトリアージができ、早く治療につなげていくことができる"、ということである。医師以外でも客観的に簡素化されたトリアージが行え、医療機器を使用しなくても、短時間に気道・呼吸、循環、意識レベルが評価できること、1対多数で行えることなどが利点であるが、バイタルサインの数字で評価されていくことから、全身の観察は行われないことや、オーバートリアージ（過大評価）になりやすいことなどが欠点である。したがって、後に、より洗練された医療トリアージ（生理学的・解剖学的）が継続して行われることが必須条件である。方法としては、**図1-7**の

18　第1章　災害現場でのトリアージ

> 歩行は可能かどうか ➡ A［呼吸］：呼吸の有無（気道確保）➡ 呼吸数 ➡
> B［循環］：橈骨動脈脈拍触知または毛細血管再充満時間（CRT）または脈拍数 ➡
> C［意識］：従命反応

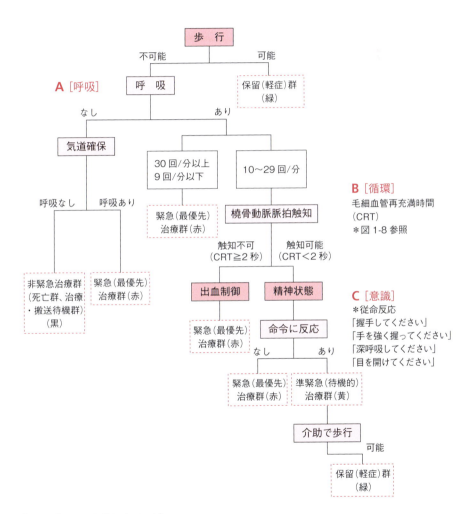

[図1-7] START式トリアージ

(山本保博監修：トリアージハンドブック．トリアージ研修テキスト，p.5，東京都福祉保健局，2013より改変)

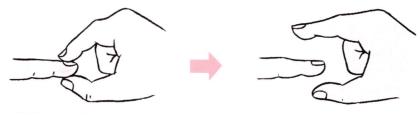

①手指の爪を5秒間押して　　　②5秒後パッと離し、2秒以内に爪の色味が戻れば循環動態良好 → 意識の評価へ

[図1-8] 毛細血管再充満時間（capillary refilling time；CRT）

ようになる。

　実施すべき観察のポイントとして、短時間で直ちに生命にかかわることから、生理学的徴候の異常を優先的に把握する。

　ふるい分け（sieve〈シーブ〉）の方法として、START式トリアージを行う。START式トリアージでは、まず歩行可能者を「緑」として軽症者ゾーンへ移動させる。自力で移動できない傷病者に対しては、優先的に呼吸の有無を確認し、気道確保を試みても呼吸を認めない者は「黒（救命不能）」と判定する。

　次に呼吸数を確認し、9回/分以下あるいは30回/分以上であれば「赤」と判断する。呼吸数が10〜29回/分の傷病者に対しては、毛細血管再充満時間（capillary refilling time；CRT）を確認し、2秒以上であれば「赤」と判断する。夜間で照明がなかったり、寒冷地などで爪床の色を判定できる条件にないときには、脈拍数120回/分以上または橈骨動脈脈拍触知不可でも代用可能である。

　さらに、意識を確認するために簡単な指示動作をみる。指示に従えなければ「赤」、指示に従えれば「黄」と判断する。最後に、「黄」の傷病者が介助で歩行可能ならば「緑」となる。

二次トリアージ
（解剖学的評価）

　一次トリアージ（START 式トリアージ［sieve：ふるい分け］）は、「呼吸」→「循環」→「意識」の順に生理学的に評価し、重症と軽症をいち早く判断する手法である。利点として、緊急度・重症度の高い傷病者の発見を簡素的に行い、ふるい分けが可能なことがあげられるが、クラッシュ症候群や脊髄損傷などを見落としやすいこと、また、驚きや興奮により過呼吸状態を呈した者を緊急（最優先）治療群と判断してしまう可能性があること、などの欠点がある。

　本項で説明する二次トリアージ（sort：選別・並び替え）は、一次トリアージをより生理学的・解剖学的に洗練した手法であり、緊急度・重症度の高い傷病者を選別するトリアージである。

1●二次トリアージの手順

　米国の救急現場で救急救命士が用いている外傷トリアージの基準をもとに、国内で外傷病院前救護ガイドライン JPTEC™（Japan Prehospital Trauma Evaluation and Care）として応用され、救急救命士や看護職などを対象に訓練が行われている手法に準じて説明していく。

　二次トリアージは1対1で行う。第1段階として、最初に「意識」→「気道」→「呼吸」→「循環」の順で確認する生理学的評価をおよそ15秒で行う。次に第2段階として、解剖学的評価を系統的に行うために、頭から四肢にかけて全身

二次トリアージ 21

の観察を行う。この第1段階を含めて、評価時間の目標は約2分間である[*2]。

■1——第1段階：生理学的評価[1]

❶頸椎保持

頸椎の位置をニュートラルに保持する（用手的頭頸部固定を行う：**図1-9**）。

❷気道開通と意識レベルの評価

呼びかけに答えられるならば、気道は開通している。

意識レベルは、ジャパンコーマスケール（Japan Coma Scale：JCS、**表1-3**）による呼びかけ反応にて評価を行う。この時点では、JCSの桁数の把握のみでよい。

〈異常の指標〉

- ●JCS 2桁以上

[表1-3] ジャパンコーマスケール（JCS）

Ⅰ　刺激しなくても覚醒している	
1	意識清明とはいえない
2	見当識障害がある
3	自分の名前、生年月日が言えない
Ⅱ　刺激すると覚醒する	
10	呼びかけに容易に開眼する
20	刺激で開眼する（離握手など簡単な命令に応じる）
30	かろうじて開眼する
Ⅲ　刺激しても覚醒しない	
100	痛み刺激に対し、払いのけるような動作をする
200	痛み刺激で手足を少し動かしたり、顔をしかめる
300	痛み刺激にまったく反応しない

※必要があれば、患者の状態を付加する。
　R（restlessness）：不穏、I（incontinence）：失禁、A（akinetic mutism、apallic state）：自発性喪失
※評価例：「Ⅱ-20」「Ⅲ-100」「3-AR」など

[*2]　トリアージタッグの記載を含めて2分間というのは現実的にはかなり厳しい。したがって、すべての損傷を確認しない。重症度よりも緊急度を優先することが大切である。

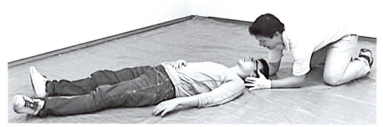

［図1-9］頸椎の位置をニュートラルに保持

❸ 呼吸数の観察

"視て、聴いて、感じて"呼吸の有無、速さ、深さを観察する。詳細な回数までは問わない。観察者の呼吸数よりも2倍以上か、または半分以下であるかを確認する。

〈異常の指標〉

- 9回/分以下あるいは30回/分以上
- SpO_2（パルスオキシメータによる動脈血酸素飽和度）90％未満

❹ 循環の評価

脈拍の大まかな把握と皮膚色調から、皮膚循環を迅速に把握する。

〈異常の指標〉

- 脈拍数120回/分以上あるいは50回/分未満
- 収縮期血圧90mmHg未満あるいは200mmHg以上
- 出血性ショック初期症状の場合は、皮膚の蒼白化や冷汗が早期に出現する。

■2──第2段階：全身観察 → 解剖学的評価[1]

❶ 頭部・顔面（図1-10）

視診：外表面の大きな損傷の観察

触診：動揺、圧痛の有無を触れて確認（特に愛護的に行う）

❷ 頸部（図1-11）

視診：頸静脈の怒張・虚脱、気管偏位、外表面損傷の観察

触診：皮下気腫、後頸部の圧痛（愛護的に行う）、気管偏位の確認

処置：頸部の観察後、必要時はネックカラー装着（p.142参照）の指示を行う。

❸**胸部**（図1-12）

視診：明らかな外表面の損傷、開放性の損傷（吸い込み創）、胸郭の変形・左
右差、奇異呼吸、腹式呼吸、陥没呼吸の観察

触診：動揺、圧痛、轢音（ポキポキ音）を触れて確認

聴診：呼吸音の左右差の確認

処置：開放性胸壁損傷（吸い込み創）→ 3辺テーピング（p.148参照）

＊一方弁として機能しているかどうか、頻回にチェックする。胸腹部の
露出による観察が望ましいが、状況により車内収容後に行うこともあ
る。

フレイルチェスト → フレイル固定（p.144参照）

❹**腹部**（図1-13）

視診：膨隆、外表面損傷、腸管脱出の観察

触診：腹壁の緊張、圧痛の確認

処置：腸管脱出 → 脱出臓器の被覆（p.146参照）

❺**骨盤部**

視診：変形、外表面の損傷、下肢長差の観察

触診：動揺、圧痛、轢音の確認 → 腸骨稜を左右から内側に（愛護的に）1回だ
け圧迫

恥骨結合部の損傷の確認 → 恥骨を後方へ圧迫

❻**大腿部**（図1-14）

視診：腫脹、外表面損傷、下肢長差、変形の観察

触診：動揺、圧痛、轢音の確認

❼**下腿・上肢**（評価に時間をかけない）

視診：変形、外表面の損傷の観察

触診：動揺、圧痛、轢音の確認

神経学的所見、運動・感覚機能の簡易的観察 → 手を握れるか、足を動
かせるか、触っているのがわかるか、確認する。

❽**背面**（図1-15）
　視診：出血、腫脹、外表面損傷、変形の観察
　触診：動揺、圧痛の確認（愛護的に行う）
❾**その他**
　以下の症状がみられ、第2段階の評価で異常の指標のいずれかに当てはまるときは、緊急（最優先）治療群（Ⅰ：赤）に分類する。
・四肢の切断

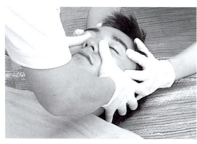

［図1-10］頭部・顔面の観察

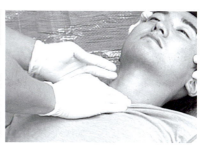

［図1-11］頸部の観察

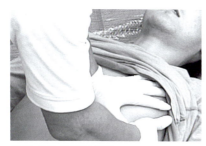

［図1-12］胸部の観察

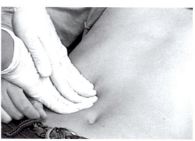

［図1-13］腹部の観察

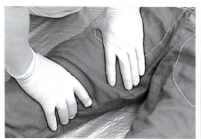

［図1-14］大腿部の観察

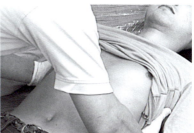

［図1-15］背面の観察

・四肢麻痺

・穿通性外傷

・デグロービング損傷（広範囲皮膚剥脱創）：回転しているローラーやベルトなどに手を巻き込まれたり、路面との摩擦によって皮膚の剥離が生じる損傷

・15％以上の熱傷、顔面気道熱傷の合併

アンダートリアージよりもオーバートリアージのほうが傷病者の安全性は一時的に守られるが、緊急（最優先）治療者数が多くなることで現場は混乱し、受け入れ施設の負担が増えるという欠点もある。

■3──第3段階：受傷機転

受傷機転を確認することは、傷病者の重症度を知るだけでなく、二次災害の発生を防ぐ点からも重要である。第3段階の受傷機転で、その後に重症となる可能性が考えられるときは、軽症に思えても準緊急（待機的）治療群（Ⅱ：黄）に分類する。

・体幹部の狭圧

・一肢以上の狭圧（4時間以上）

・爆発

・高所墜落

・有毒ガス発生

・汚染（NBC［放射線物質や生物剤、化学剤など］による災害）

■4──第4段階：災害時要配慮者

災害時要配慮者には、高齢者、乳幼児、障がいのある人、慢性疾患患者、日本語のわからない旅行者などが含まれる。特に、高齢者・乳幼児は状態の変化が早く、注意を要する。高齢者は既往歴や合併症が多いため、また糖尿病や肝硬変などの慢性疾患患者も現病のため、大したけがではないと思えても重症化しやすい傾向にあり、特別な配慮が必要である。

妊婦は、22週（6か月）以降からは、搬送の優先順位を上げることを考慮すべきである（**表1-4**）。

[表1-4] 妊娠22週 (6か月) 以降の妊婦であることが疑われた場合のトリアージの変更

破　水	性器出血	腹　痛	胎児死亡	変更後 トリアージ	理　由
○	―	―	―	赤	母体・胎児緊急
―	○	―	―	赤	母体・胎児緊急
―	―	○	―	赤	母体・胎児緊急
―	―	―	○	赤	母体緊急
×	×	×	×	黄	産科救急とはいえない

○：あり、×：なし、―：○または×にかかわらず

（日本産科婦人科学会，日本産婦人科医会編・監：産婦人科診療ガイドライン―産科編2020,
p. 373, 日本産科婦人科学会事務局, 2020）

2●急速に生命を脅かす特徴的所見と、疑うべき病態[2]

①顔面の著しい損傷・出血 → 気道閉塞 (特に上顎骨骨折、下顎骨骨折)

②頸静脈怒張、血圧低下、頻脈 → 心タンポナーデ

③頸静脈怒張、胸頸部の皮下気腫、呼吸音左右差、気管偏位 → 緊張性気胸、血胸、気管損傷

④胸郭の動揺、奇異呼吸 → フレイルチェスト

⑤胸部創より気泡混じりの出血 → 開放性気胸

⑥腹部の膨隆、腹壁緊張 → 腹腔内出血、腹部臓器損傷

⑦骨盤の動揺、圧痛、下肢長差 → 骨盤骨折

⑧大腿の変形、出血、腫脹、下肢長差、圧痛 → 両側大腿骨骨折

⑨頭部・胸部・腹部・背面・頸部・鼠径部への穿通性外傷 → 体幹の重要臓器損傷、大血管損傷、開放性気胸

⑩顔面または気道の熱傷、嗄声 → 気道閉塞

⑪四肢の麻痺 → 脊椎・脊髄損傷

⑫四肢の切断など → ショックを伴う場合は緊急度が高い

⑬長時間重量物の下敷き、ミオグロビン尿 → クラッシュ症候群

二次トリアージ 27

3 ● 骨折触診所見の覚え方[3]

　現場では、視診で変形・腫脹があり、触診で動揺、圧痛、軋音があれば、骨折と判断する。骨折の触診所見は以下のように覚えるとよい。

- ●DIP：douyou（動揺）、itami（痛み）、pokipoki（ポキポキ音）
- ●TIC：tenderness（圧痛）、instability（不安定性）、crepitation（軋音）

4 ● 二次トリアージが必要な理由

❶病状変化の発見

　一次トリアージでは生理学的判断からカテゴリーを決めていくが、前述のように、その際の盲点として、クラッシュ症候群や脊髄損傷などを見落としやすいこと、また、驚きや興奮により過呼吸状態になった者を緊急（最優先）治療群と判断してしまう可能性があることから、その判断の修正が必要である。軽症群にも、後に重症化する傷病者が混在している可能性があることを忘れてはならない。

❷同一カテゴリー内での優先順位決定（並び替え）

　一次トリアージで緊急（最優先）治療群の「赤」と判定された傷病者が複数いるときには、そのなかから、さらに最も緊急度・重症度の高い人、次に高い人と順位をつけていく。その順位によって搬送していく。

❸損傷の専門的評価

　時間の経過により、傷病者の状態が改善したり、悪化して緊急度・重症度が高くなることがあるため、専門的な疾患の評価をより適切に行う。

❹後方医療施設の決定

　傷病者の症状・容態に適した収容可能な医療施設を決定する。

❺死亡者を減らすため

　現場で傷病者の症状の把握および重症度の確認・判断を行い、適切な応急処置対応と、適切な医療機関の決定、搬送を行うことができれば、二次的死亡者を減らすことにつながる。重症度より緊急度を優先する。

28　第1章　災害現場でのトリアージ

5●搬送トリアージ

緊急搬送の車両が傷病者数より少ないときは、以下の措置を行う。

①緊急（最優先）治療傷病者の選定と三次救急病院[*3]への搬送：緊急（最優先）治療群の傷病者のなかから、緊急度の最も高い、最も優先すべきと思われる傷病者を選定し、最も近い三次救急病院へ優先的に搬送する。

②応急処置のための二次救急病院[*4]の活用：例えば、近くに三次救急病院がなかったり、三次救急病院への搬送には時間がかかる場合など。

③緊急度の繰り返しの確認：緊急度の下がった傷病者の優先度は下がる。例えば、開放性気胸の傷病者でも、現場で胸腔ドレーンが挿入され、引き続き呼吸管理がなされれば、この傷病者は緊急（最優先）治療群ではあるが、赤カテゴリー内での優先順位は下がる。

④広域搬送：重症患者は、分散搬送が原則である。

病院を選定する際は、以下の点を考慮する。

①現場から受け入れ病院までの距離（地形）と数

②対応可能な診療科と、現在の受け入れ能力（医療関係者、設備）

③搬送能力

●引用文献

1）JPTEC協議会テキスト編集委員会編：外傷病院前救護ガイドライン JPTEC™, p.17-23, プラネット, 2005.
2）前掲書1), p.20.
3）前掲書1), p.23.

───────────

＊3　三次救急医療とは、二次救急医療まででは対応できない重篤な疾患や多発外傷に対する医療である。三次救急病院には、救命救急センターや高度救命救急センター等がある。

＊4　二次救急医療とは、入院や手術を要する症例に対する医療であり、いくつかの病院が当番日を決めて救急医療を行う。二次救急病院には、病院群輪番制や共同利用型病院方式等がある。

トリアージタッグの記載方法と留意点

※この項目には付録動画があります。視聴方法はp.171をご覧ください。

　傷病者が多数発生するような災害や事故現場では、トリアージは不可欠である。トリアージをより効果的にする道具がトリアージタッグ（**図1-16**）である。トリアージを実施する技術も大切であるが、トリアージタッグへの記載を的確に行うことも、災害時には重要なことである。

　記載する項目は、日常業務で看護記録などに書いている内容と同様であり、難しいことではないが、トリアージタッグは日常の業務で使われていないものであり、なじみは薄い。また、災害時は日常とは違う状況であり、多数の傷病者を目の前にして、短時間で記載しなければならないことから、あせりを感じてうまく書けなかったり、記入しようとしても書く場所がみつからなかったり、書いたことに整合性がなかったりなど、書くことの難しさについての意見も聞かれる。よって、平時に「トリアージタッグに書く」という訓練を行うことは重要である。

1●トリアージタッグの特徴と、記載にあたっての留意点

■1──トリアージタッグの特徴 （表1-5）

　トリアージタッグに示された情報や記載内容は、傷病者の将来を左右する重要な情報につながる。収容医療機関では、それぞれの過程で傷病者につけられたトリアージタッグの記載情報に基づいて、必要な処置が開始される。

　トリアージタッグは、標準化部分と、タッグ制作主体の裁量部分である自由裁

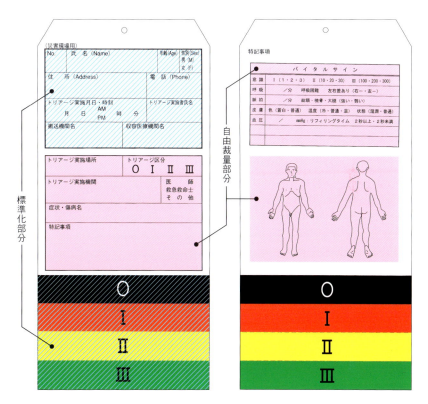

[図1-16] トリアージタッグ見本

[表1-5] トリアージタッグの特徴

- 一目で傷病者の緊急度・重症度がわかる
- 簡単な医療情報の記載が可能
- 傷病者自身の情報の記載が可能
- 医師だけでなく、看護師・救急救命士などがトリアージを行うことを念頭においている
- 傷病者の整理および集計に役立ち、傷病者の流れがわかる
- 材質は雨天時などでも使用できる全天候型で、破損しにくい
- 規格は全国的に統一されている

量部分からなる（図1-16）。

①標準化部分：傷病者の同定および担当機関の同定等にかかわる記載内容

・傷病者の同定項目：氏名、年齢、性別、住所、電話
・担当機関の同定項目：No.、トリアージ実施月日・時刻、トリアージ実施者氏名、搬送機関名、収容医療機関名
②自由裁量部分：トリアージ実施場所、トリアージ実施機関、職種、症状・傷病名、トリアージ区分、バイタルサイン、人体図、特記事項、など

■2──記載にあたっての留意点

①トリアージタッグは3枚複写になっている。3枚のうち、1枚目は災害現場用、2枚目は搬送機関用、3枚目の本体は収容医療機関用となる（タッグの左上部に記載されている）。
②筆記用具は、黒か赤の油性のボールペンを使用する。
・トリアージタッグの材質は全天候型であり、水に濡れても記載可能なことから、水に流れない油性のペンで書くことが求められる。
・トリアージタッグ3枚目の本体は厚地、中段以上は2枚複写の薄地、2・3枚目は青色で転写されることから、文字を判別しやすいように、筆記用具は青以外の色、できれば赤か黒を使用するのが望ましい。
・3枚綴りであることから、筆圧が必要となる。すらすらと書けるサインペンよりも、ボールペンが望ましい。
③収容先の医療機関から他機関へ転送する際には、トリアージタッグを使わず、紹介状を作成するのが原則である。

2●トリアージタッグの記載方法 (図1-17)

❶[① No.：傷病者番号]

施設名の一部の記号（イニシャル）に、通し番号を加えて記入する（例：H1、H2）。なお、最初に記載した番号は最後まで変更しない。

❷[②氏名、⑤住所、⑥電話]

氏名と住所はカタカナの記載でもよい。字句解釈を聞いている時間的な余裕はない。傷病者本人や家族により記載可能なときには、記載の協力を求めてもよい。

氏名が不明なときは「氏名不詳」と記載し、中段の特記事項欄に身体的特徴

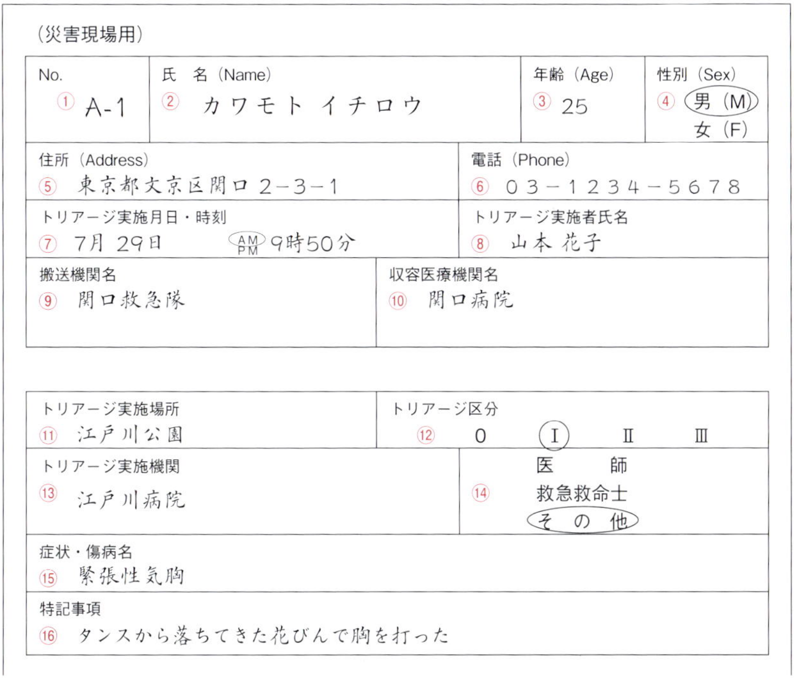

```
（災害現場用）

No.          氏 名 (Name)                          年齢 (Age)      性別 (Sex)
① A-1        ② カワモト イチロウ                   ③ 25         ④ 男 (M)
                                                                女 (F)

住所 (Address)                              電話 (Phone)
⑤ 東京都文京区関口2-3-1                    ⑥ 03-1234-5678

トリアージ実施月日・時刻                    トリアージ実施者氏名
⑦ 7月29日         AM/PM 9時50分           ⑧ 山本花子

搬送機関名                        収容医療機関名
⑨ 関口救急隊                      ⑩ 関口病院


トリアージ実施場所               トリアージ区分
⑪ 江戸川公園                     ⑫ 0    Ⅰ    Ⅱ    Ⅲ

トリアージ実施機関                         医    師
⑬ 江戸川病院                      ⑭     救急救命士
                                          その他

症状・傷病名
⑮ 緊張性気胸

特記事項
⑯ タンスから落ちてきた花びんで胸を打った
```

[表側上段] [中段]

[図1-17] トリアージタッグの記入例

を記載する。

　住所が不明なときは、「東京都文京区関口○丁目 江戸川公園内収容」などと、収容場所をより具体的に記載する。

❸ [③年齢]

　本人（家族）からの情報が得られないときは、推定○歳または○歳代と記載する。

❹ [④性別]

　どちらか該当するほうを○で囲む。

❺ [⑦トリアージ実施月日・時刻]

　トリアージを実施した時間を分単位まで記載する。再トリアージ実施時に、時間経過と状態の変化を把握するために必須である。

トリアージタッグの記載方法と留意点　33

❻[⑧トリアージ実施者氏名]

　実施者の氏名をフルネームで記載する。誰が行ったのか不明では、問い合わせもできない。責任あるトリアージの実施からも必要である。

❼[⑨搬送機関名、⑩収容医療機関名]

　傷病者を搬送した機関名と収容医療機関名を、具体的に記載する。確認できた時点で記載し、それまでの間は空欄とする。

❽[⑪トリアージ実施場所]

　トリアージを実施した場所を記す。「○○救護所」「○○公園」などと具体的に記載する。

❾[⑫トリアージ区分]

　トリアージタッグ下段、もぎり後に残った色の番号と同じ番号を○で囲む。

❿[⑬トリアージ実施機関]

　トリアージ実施者の所属する施設機関名を記載する。

⓫[⑭医師・救急救命士・その他]

　トリアージ実施者の該当する職種を○で囲む。看護職は「その他」に○をする。

⓬[⑮症状・傷病名]

　医師が現場トリアージを実施しても傷病名を確定できないとき、または医師以外の救急救命士や看護職がトリアージを行ったときには、トリアージ区分となったその根拠となる病態、観察内容を記載する（例：腹腔内出血の疑い）。

⓭[⑯特記事項]

　観察内容や受傷機転、医療者が行った応急処置の内容、既往歴などの重要項目や、観察項目、注意点などを記載する。また傷病者の氏名が不明の場合は、身体的特徴（例：ロングヘア、長身、水玉模様のワンピースなど）を記載する。

⓮[裏面、人体図]

　負傷箇所を斜線や×印で表示する。負傷状況を具体的に記載する。

3●優先的に記入するべき項目

①No.、トリアージ実施者氏名、トリアージ実施月日・時刻、トリアージ区分、症状・傷病名をまず優先的に記載し、もぎりを行う。この項目がトリアージ

タッグでは重要な部分となる。

②氏名、年齢、性別、住所、電話は必ず記載するが、完全な記載を重視して時間をかけすぎることは避けるべきである。記載の優先順位は、**氏名→性別→電話→年齢→住所** の順が望ましい。START式トリアージ中にすべての記載は無理であり、後で補完すればよい。

③トリアージ開始前に記載可能な項目があるので、事前に記載しておくとよい。① (No.) および ⑦ (トリアージ実施月日まで) と、トリアージ実施者が事前にわかっている場合は ⑧ ⑬ ⑭ の記載が可能である。

4●トリアージの繰り返しの実施

トリアージは1回で終わらない。災害現場に到着後、搬送中、医療機関到着後など必要に応じて繰り返し行うことが原則である (p.15参照)。その理由は、傷病者は時間の経過とともに病状が刻一刻と変化することが考えられ、評価が変化することが十分にありえるからである。

トリアージは過程 (プロセス) であり、最終目的ではない。以上の点からも、トリアージ実施時間は必ず記載すべきである。

5●傷病者の状態が変化しているときや、判定変更後の トリアージタッグへの記載方法

一度行った判定を変更する場合は、変更箇所を二重線で消し、その上に記入する。

新たなトリアージタッグを使用するとき、例えばトリアージ区分を変更するとき (軽いほうに移行した場合など) は、最初のトリアージタッグは処分せずに、2枚目のタッグを重ねて新たに加える。古いほうには大きく全体に×をつけるなどして無効になったことを示し、新旧がはっきりわかるようにする。

6●死亡が確認された場合

医師が傷病者の死亡を確認した場合は、死亡確認の月日と時間を分単位まで記載する。死因は具体的に記載する。例えば、「出血による死亡確認」などの記

載があると、後の検視・検案の情報提供につながる。

記載することがなぜ重要なのか

搬送や救命処置の優先順位は、以下のようになる。

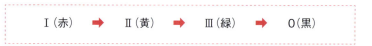

JR福知山線脱線事故では、特に黒タッグをつけられた家族から、「そのときの情報がほしい」という要請が多数寄せられたが、情報が乏しく、問題となった。トリアージタッグは、被災者や家族にとって唯一の診療録となり、後に家族（遺族）や警察・保険会社などが参照することもある。たとえ一目で死亡とわかる状態でも、被災状況・受傷状況などをタッグに記載しておくことが必要である。

●参考文献

1）高橋 功監：消防職員のためのトリアージ 2訂版，東京法令出版，2010．
2）山﨑達枝：災害時に必要な災害看護医術―トリアージ．黒田裕子，酒井明子監：災害看護―人間の生命と生活を守る．新版，p.191-200，メディカ出版，2008．

Voice ── 現場からの声

トリアージ現場を実際に体験して思ったこと

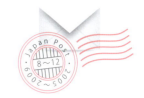

　トリアージという言葉を最近よく耳にするようになった。2005年4月のJR福知山線脱線事故では、本邦初の大規模なトリアージが行われ、それ以降、医療セミナーやマスコミ等でも頻繁に取り上げられてきた。DMAT（Disaster Medical Assistance Team；災害派遣医療チーム）の研修でも力を入れていることもあり、災害拠点病院ではトリアージの研修会を自主的に行うところが多くみられる。他のトリアージ事例では、秋葉原無差別殺傷事件がある。

　私はJR福知山線脱線事故に出動したが、発災から4時間後の午後1時に現場に到着したため、本当に混乱した時間は過ぎていた。実際に、「赤タッグ」の傷病者は7名しか対応していない。狭隘空間の医療（confined space medicine；CSM）の対応を必要とした傷病者は5名で、そのうち1名は、残念なことに潰された電車の奥にいたため、医療対応する前に声が聞こえなくなってしまった。残り2名は、妊婦と重症頭部外傷の女性の傷病者だった。

　発災直後のような緊迫したトリアージを行うことはなかったが、発災から4時間後に到着し、落ち着いた精神状態で現場をみることができたこともあり、到着時の現場の混乱と興奮状態から、とんでもなく悲惨な状況だったことが容易に推測できた。

　4時間後に現場に到着した私は、現場から次々と搬送されてくる「黒タッグ」の傷病者に多く対応した。見るも無残な状態のご遺体を目の前にして、これは現実なのかと目を疑った。ご遺体は、いかにも亡くなっていると一瞬で診断できるものもあれば、まだ息をしているのでは、と見間違うものもあった。私は病院からもち出した携帯超音波と、胸に載せると心電図波形が表示される簡易型心電計

を用いることで、「黒タッグ」と判断できる十分な時間的余裕があった。しかし、発災直後の阿鼻叫喚の状況で、落ち着いて正しいトリアージを行うことができるものなのかと、当時いっしょに現場へ同行した長谷先生と話していた。

　皆さんもご存知のように、トリアージタッグには複写がついているが、現場には何も書かれていないちぎれた複写が散乱していた。なかには、血だらけの複写もあった。混乱した状況でトリアージタッグを通常の訓練のように記入することは、まず不可能なのではないかと思った。私は、雨のなかで行った某空港での災害訓練で、トリアージタッグが雨に塗れてペンがすべり、記入できない体験をしたが、トリアージタッグの問題点はそれだけではないことがわかった。

　このように、災害現場のど真ん中でトリアージを行う困難さと、「黒タッグ」をつけるという責任は、計り知れないものだと思う。混乱した発災直後の災害現場では、モニターもない状態で「黒タッグ」を的確につけること自体が不可能なのではないだろうか。後になって、トリアージの内容を非難することは間違っていると思う。それはあくまでも後出しじゃんけんのようなものであり、混乱した現場のことを知らない人が言うことなのではないだろうか？　トリアージをする側は、混乱した状況のなかで、一人でも多くの命を救うために最善を尽くしているのである。間違えようと思ってしている人などなく、極限の状況でベストを尽くした結果なのである。どのようなことがあろうと現場がいちばん正しく、現場で最善を尽くした人たちに敬意をはらうべきだと思う。そのことも踏まえ、より現場で活動しやすくするため、「黒タッグ」と「赤タッグ」の間にある「expectant」というカテゴリーへの理解も、今後必要になってくるのではないだろう。

　また私自身、現場で多くのご遺体へ「黒タッグ」をつけたが、トリアージタッグには何も記入しなかった。これは、私の反省すべきところだと思う。たとえどんなに慌しくても、トリアージタッグに時間と場所とトリアージ実施者の名前を記入すべきだった。それは検証に役立つだけでなく、ご遺族の方々のお気持ちがそれだけでどれほど変わるのかということを、JR福知山線脱線事故で考えさせられた。

　現在、DMATでは、「黒タッグ」への対応を考えるべく、DMORT研究会が

発足した。DMORTとは、欧米にある「災害死亡者家族支援チーム（Disaster Mortuary Operational Response Team)」の略である。災害現場では「赤タッグ」の傷病者を優先することに異論はないが、「黒タッグ」だからといって軽視した扱いをすることには疑問を抱く。今後は、日本の災害対応のためにも、ご遺体やご遺族のためにも、この分野はもっと研究されるべき課題なのではないだろうか。

　災害現場は混乱と葛藤と混沌のなかにある。病院の外だけではなく、多数傷病者が搬入された病院でも同じことがいえる。2008年の岩手・宮城内陸地震のときに、バスの転落現場からの傷病者7名に対応したが、他機関との連携をとることができず、突然7名の「赤タッグ」の傷病者が病院へ搬入されることになり、初療室は大混乱した。

　病院のなかでも、このようなトリアージの決断を迫られる瞬間が存在する。私たち医療者は、どのようにしていかなければならないのだろうか？　以下に7つの提案を示したいと思う。

[7つの提案]

①現場で判断されたトリアージが、後でなんと言われようと、いちばん正しい。

②災害現場では、想像できないぐらい混乱が生じることを理解する。

③現場で後悔しないためにも、常日頃からバイタルサインを測る訓練をしておく（機械を使わずに！）。

④騒音や暗闇のなかでのトリアージは難しいことを理解する。

⑤「黒タッグ」の対応を考える。

⑥「黒タッグ」をつけるためには、簡易心電計や超音波を使用することも考慮する。

⑦「黒タッグ」と「赤タッグ」の間にある「expectant」という分類を考える。

　トリアージの教育方法にはコツがあるが、またの機会に紹介したい。

秋冨慎司（岩手医科大学救急医学講座＊／医師）

＊執筆当時

Voice ——現場からの声

災害現場における法医学

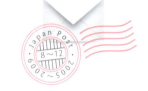

　法医学とは、法律と医学をつなぐ学術分野であり、法律に関連する案件・事項について医学的判断をくだす役割が求められる。その実務として法医解剖はよく知られており、小説やドラマに出てくる法医学者は、死体を解剖して、犯人を突き止める正義の味方であることが多い。現実には捜査権はないので、街で犯人探しをすることはなく、かなりの誇張や誤解を多く含みながら「法医学＝死体解剖」という認識が世間に広まっている。しかしながら、法医学は死体だけを扱うわけではなく、さまざまな暴力の被害者も対象としているのであるが、この部分はあまり知られていない。とはいうものの、やはり、実務の大部分はご遺体と接することなのだが……。

　法医学者が災害とかかわるのは、やはり、死体検案においてである。臨床医の場合は、災害救急などの急性期医療から慢性疾患に対するものまで、さまざまである。日常診療では、患者の「主訴」があり、そこから医療は始まる。しかし救急医療では、重症や意識障害といった「主訴」が語られないことも多い。重篤な場合「心肺停止」であり、蘇生に始まり、全身観察とさまざまに行われる諸検査から、その原因を考え治療を行っていく。平時では、十分な数の人員が病院機能のすべてを駆使し、治療に専念することができるが、災害時は、非日常的な多数傷病者の対応が必要であり、現場では、より多くの職種がかかわることになる。医師や看護師、その他の医療職、救急救命士、救助隊員、警察官、自衛隊員など、多種多様である。

　法医学は、法律に関与する視点から医学的な判断を求められるので、災害時であっても、創傷から成傷器[*1]や成傷機転[*2]を推定することに変わりはなく、ま

た死体検案であれば、それらの損傷および死体所見から死因を判断することになる。平時の体制であれば、外表所見だけで判断できない場合、積極的に法医解剖という手段をとることができるが、災害時では現実的ではない。多数の死者が生じる状況では、剖検設備も人も不足し、震災では、施設や資機材の損壊、ライフラインの停止など、解剖が困難になる場合が考えられるからである。かといって、災害時だから法医解剖を全くしないわけではない。平時に比べると、より必要性のあるものを選別するということであって、災害医療の考え方と基本的に同じである。忘れてはならないのは、災害時であっても、災害による傷害・死亡のみならず、犯罪やその疑いによるものが存在することである。そのため、医療関係者としても、そのことを念頭において対応しなければならない。

　トリアージ後の死亡判断や現場死亡が確認されると、警察が検視を行い、災害死かどうかを判断し、その後、医師による死体検案が行われる。その際には、死因や死亡時刻について医学的な判断が求められるが、死体所見だけでなく、発見時の状況など、現場の医療従事者や救助隊からの情報が必要不可欠となる。死体検案を行うと、死体検案書を作成し交付する。これは災害時であっても必要であり、戸籍法・埋葬法[*3]による手続きを行うためにも速やかに発行しなければならない。状況によっては特例が認められる場合もあるが、検案医は通常、死体検案書を作成し発行する義務がある（医師法第19条）。この際に、できるだけ情報を収集し、間違わないように記載することが重要である。わからない場合はさまざまな所見から総合的に判断し、またわかる範囲で推定し、「（推定）」などと書き加えることで断定しない記載方法もある。法医学者が死体検案を行う場合は問題ないが、不慣れな臨床医が記載する場合は注意が必要となる。

　先に述べたように、震災など大規模災害の場合、被災家屋内で発見された遺体が、災害による死亡なのか、発災前に死亡していたのかは、死体現象[*4]を注意深く観察し、死後経過時間を判断することが重要である。もし、災害と無関係であると考えられるならば、警察にその旨を報告し、適切に対応しなければならない。もちろん、遺族の立場では補償など諸手当の面で不利になる可能性があるが、そのことをもって死因や死後経過時間などを偽り、災害死として記載するこ

災害現場における法医学　41

とは、虚偽診断書等作成罪（刑法160条）により3年以下の禁錮または30万円以下の罰金に処せられる。死体検案書は貴重な統計資料でもあるので、そのような偽りの記載をすることは、災害統計を不正確にする要因となり、公衆衛生上の問題となる。また災害死でなかった場合、病死や自然死ではなく犯罪に関与している可能性も考えると、記載を偽ることは、社会に対して極めて不誠実な行為であり、治安維持の面からも適切に対応する必要がある。

　日本法医学会では、大規模災害時に法医学者を死体検案医として現地に派遣するシステムを構築しており、東日本大震災の際には全国から被災三県に派遣された。派遣する地域や人数などは、現地の状況に応じて決められる。このような派遣は、臨床医が死体検案の負担を負うことなく、できる限り生存者に対する医療を行うことが可能となるため有意義である。しかしながら、近い将来発生が予想される南海トラフを震源とする広範囲大規模災害では、この派遣システムも十分でない可能性がある。その場合、現地の臨床医も検案しなければならなくなる。そのときに備えて、警察などの関係機関と連携し、検視・検案・安置の一連の流れを含む実践的な訓練を行うなど、準備をしっかりしておかなければならないと考える。

主田英之（兵庫医科大学法医学講座*／医師）
*執筆当時

＊1　刃物や鈍器など、損傷形成の原因となる器具。
＊2　損傷を形成するに至った原因や経緯。
＊3　墓地、埋葬等に関する法律。
＊4　死後硬直や腐敗など、人の死に伴い、人体に現れるさまざまな現象。法医学では死後経過時間の推定や、死因・死亡の種類の判断において有用な情報となる。

Pick Up

災害の分類と特徴

　災害は、発生する原因によって、大きく、自然災害、人的災害、特殊災害の三つに区分される。災害の種類や発生のメカニズムの違いにより、おのずと傷病者の受ける疾患は異なってくる。医療者として、災害の種類による特徴的疾患を理解することが、災害発生時の備え、医療活動の展開につながるといえる。

　災害による特徴的疾患は、以下のようにあげられる。

✻1──自然災害

　中須[1]によると、「自然災害（natural disaster）とは、危機的な自然現象（natural hazard、例えば気象、火山噴火、地震、地滑り）によって、人命や人間の社会的活動に被害が生じる現象をいう（表）。単なる自然現象が、人的被害を伴う『自然災害』に発展したり、災害が拡大したりするには、現地の社会条件が大きな影響を及ぼす」と説明されている。この言葉から、「災害」とは、人が関与しており、

［表］自然災害のインパクト（早期の影響）

	地震	暴風雨（津波・洪水を伴わない場合）	津波	洪水
死者	多い	少ない	多い	少ない
重度外傷	多い	中等度	少ない	少ない
感染症の可能性	潜在的な可能性（密集や衛生状態の悪化で危険性が増す）			
食糧不足	まれ	まれ	よくある	よくある
人口移動	まれ	まれ	よくある	よくある

（PAHO/WHO）

さらに人の被害は広範囲で複数発生し、被災地域のみでは対応不可能となり、外部からの支援が必要となるもの、と理解できる。また、地震という同様の災害でも、発生環境、地震の規模、地盤・地形、季節、時間、人口密度・人口構成、経済基盤、インフラストラクチャー、建物の強度、医療状況、社会状況などのさまざまな背景により、被害状況は異なってくる。

　自然災害の被害は広範囲に及ぶが、地域により被害の格差が生じ、被害の境界は不明瞭である。また、地域に住んでいる医療者が被災者となることもある。

　災害は清潔環境を破壊する。自然災害ではライフラインが途絶しやすく、被災地域内の医療施設にも影響を及ぼす。ライフラインが途絶した結果、医療システムは破壊され、診療機能は低下し、十分な医療を発揮することができず、衛生状態の悪化などにつながる。被災者は厳しい生活環境におかれるため、二次的に各種の感染症や、脱水、熱中症など新たな疾患が発生する。

　自然災害の主な種類と特徴的疾患について、以下に示す。

❶津波

　波にのまれる溺死、海水を多量に飲んだことによる津波性肺炎や低体温などによる死者が多い。また建物の残骸などの漂流物による骨折、多発外傷、擦過傷などが起こりうる。

❷地震

　建物の崩壊・落下物などによる下敷きなど、直接的な外力による頭部・胸部・腹部・多発外傷や、出血性ショック、クラッシュ症候群などによる死傷者が多い。また、間接的な死傷者として、慢性疾患の急性増悪や創感染、循環器疾患などもみられる。

　火災、津波、山崩れ、土石流などの二次的災害により、熱傷、溺死、窒息と、傷病者の数は広がっていく。

❸火山爆発、火砕流

　数百度という高温度の熱風を伴った有毒ガスを吸うことによるガス中毒、気道熱傷、呼吸器障害などが起こりうる。火砕流は時速100km以上の速度の泥流のため、のみ込まれると全身熱傷につながる。その大半が気道熱傷を伴う。

❹風水害（台風、洪水、竜巻）

台風は予測可能であることから、備えの時間がもてる。したがって、直接的な死傷者数は比較的少なく、河川の氾濫や高波にのまれたことによる溺死や低体温が多い。その後に土砂崩れが発生すると、生き埋め、窒息、外傷などの傷病者が広がったり、長期洪水により感染症の蔓延につながる。

風の被害では竜巻がある。建物が巻き込まれると、破片等が勢いよく飛び散り、その破片と接触したことによる外傷が多くなる。

❺旱魃

長い間雨が降らず土地が乾燥し、作物の収穫に影響を与え、その結果、食糧不足につながるというように、発生から被害までの期間が長期にわたる。栄養失調、脱水、感染症などが起こり、特に乳幼児が被災者となりやすい。

✲2──人的災害

人的災害は、局所的に被害を受ける。大型交通事故（列車、航空機）や大火災など、局所的に発生することから、局所災害ととらえることができる。地域ではそれまでの生活が継続され、ふだんどおりにライフラインは機能している。被害の境界も明瞭である。ここでは以下の3例について説明する。

❶列車事故

事故にあったスピード、車両数、乗客数によって、傷病者数は異なる。突然外力が加わるため、第一の死因は圧死である。クラッシュ症候群、肺挫傷、頭部外傷、多発外傷、血気胸などが多い。

❷航空機事故

発生件数は比較的少ないが、墜落などの事故が発生すると、一瞬にして多数の死者につながる。即死が多いが、内臓破裂、頸椎損傷、多発外傷などを負い、重症となるケースもある。また、燃料に引火し火災が発生したときは、熱傷などの傷病者が広がっていく。

❸大群集事故（mass gathering）

1,000人単位というたくさんの人々が集まるようなイベント会場などで人々が

押し合うときに発生しやすい。外傷性窒息などの傷病者が多い。身長の低い人や体重の軽い人は、押されたときに足が地に着かずに、周囲から圧迫され、窒息状態に陥りやすいといわれている。

✳3——特殊災害

局所的に発生した人為災害が広域化したNBC災害（放射性物質、生物剤、化学剤による災害）や、森林伐採という人為的なことに集中豪雨という自然災害が重なり引き起こされる混合型災害などがある。土石流災害のようなものもある。

（山﨑達枝）

●引用文献

1）中須 正：社会格差と自然災害による人的災害―インド洋大津波によるタイにおける被害を中心に，防災科学技術研究所研究報告，第69号，2006年8月．

Pick Up

医師以外の職種が行う
トリアージの法律上の問題

　永井[1]は、「法的には医療行為には治療行為を目的として行われる行為以外でも『医学的な方法をもってなされる行為で医師の医学的専門知識と技術を用いて行うのでなければ身体生命に危険を生じる恐れのある行為』は医療行為と考えられている。したがって、トリアージは明らかに医療行為に該当する。そして、医師でない者の医業は禁止されており（医師法17条、31条1項）、看護師は療養上の世話または診療の補助（医師の指示に基づく診療の補助）を行うこととされているから（保健師助産師看護師法5条）、医師の補助を越えてトリアージを実施する主体となることはできない」と述べている。

　この意見に対して、山勢[2]は、「救急時に看護師が独自に行う医療行為については、『臨時応急の手当て』に該当することに加え、たとえそれが医行為であったとしても、緊急避難として違法性が阻却される。しかし、その看護師による診療の補助の範囲で、医師の指示により行うことのできる相対的医行為である。救急時に看護師が行う医療行為は、この相対的医行為であることを認識する必要がある」と加えている。

　"相対的医行為"とは「末梢血管確保、導尿等」であり、これに対して"絶対的医行為"とは「手術や麻酔をかける」ことなどで、これらは臨時応急手当には該当しない。

　筆者[3]は、「保健師助産師看護師法の37条では『医療行為をしてはならないが、臨時応急の手当てをなすことは差し支えない』とされており、現場に医師が来ない、来ることができないときに看護職が行うトリアージは例外・特別規定に該当する」と述べており、さらに、「医師以外の者がトリアージを行うときは、搬送

順位選択説*、つまり重症度・緊急度の判断をするのではなく、傷病者の状態の評価を行い、病院施設で治療が必要かどうかの優先順位をつけるのであるなら、法的な問題は回避されると思われる」と説明している。

　現在、医師以外の職種がトリアージ訓練を受ける機会が多くなってきている。法的にも、どのような視点からでも認められることを検討される必要があると考える。

（山﨑達枝）

●引用文献

1) 永井幸寿：トリアージの法律上の問題. 兵庫県震災復興研究センター，『世界と日本の災害復興ガイド』編集委員会，塩崎賢明ほか編：世界と日本の災害復興ガイド，p.119，クリエイツかもがわ，2009.

2) 山勢博彰ほか：救急看護学，系統看護学講座，別巻4，第4版，p.37，医学書院，2006.

3) 山﨑達枝：看護・救急業務でのトリアージ—看護婦（士）がトリアージを行うことの是非と看護業務の拡大を考える. 平成13年度 厚生科学研究費補助金（厚生科学特別研究事業）総括研究報告書 災害時の適切な triage 実施に関する研究. 主任研究者 有賀 徹，p.89-95，2002.

＊　ここで触れている搬送順位選択説以外に、拠点病院体制確立説と形式説がある。
・拠点病院体制確立説：トリアージは原則、医師が実施することが前提であるが、現場での実践は拠点病院を中心に確立すべきであり、拠点病院はトリアージ責任者を中心に、日頃から実践に向けて、実践補助者とする看護師、救急救命士の教育・訓練が必要だとして、医師法17条を回避しながら現実に即応した体制をとる。
・形式説：トリアージは診療行為であり、医師のみが行わなければならないとする説。

第**2**章

災害現場での
トリアージ判定模擬訓練

救護所での一次・二次トリアージに
チャレンジしてみよう！

［監修］
秋冨 慎司

⚠️トリアージ自体は完璧なものでなく、そのとき、その瞬
間、その人の状態・症状によって変わってくるものだと
いうことを念頭においておきましょう。

最初は、**START式トリアージ（一次トリアージ）**から始めてみましょう。

　START式トリアージは以下のように行います（p.19**図1-7**参照）。

①まず歩行可能かどうか、を確認する。

②歩行可能の傷病者は「緑」にふるい分ける。残りの歩行不可能な傷病者を、「赤」「黄」「黒」の区分に分類する。

　多数傷病者に対して、医療者1名で行います。1傷病者を30秒以内で判断します。医療器具は使わず、生理学的徴候から把握を始めます。

　なお、START法は、救急救命室で用いられる外傷初期診療ガイドライン日本版（JATEC）「プライマリー・サーベイ」で用いられる「ABCDEアプローチ（A：気道、B：呼吸、C：循環、D：意識、E：保温）」に基づいていることを関連づけて覚えておくと、実際の現場で役立ちます。

A	Airway	気道評価
B	Breathing	呼吸評価：呼吸数
C	Circulation	循環評価：血圧、脈拍数
D	Disability	脳機能評価：意識レベル
E	Exposure	体表：脱衣
E	Environment	環境：体温管理

START 式トリアージ練習問題

Q1 30 代後半の女性。被災現場から救出され、担架に乗せられ、テントの外にいる。泣き叫び、極度に混乱している。

- 歩行不可　　● 呼吸：29 回 / 分　　● 脈拍：92 回 / 分
- 意識レベル（命令）：命令に応じる　● 明らかな外観上の変形、外出血なし

Q2 50 歳前半の男性。自ら被災現場から助けを求めて歩いてきた。

- 呼吸：27 回 / 分　　● 脈拍：88 回 / 分
- 意識レベル（命令）：命令に応じる　● 明らかな外観上の変形、外出血なし

Q3 40 歳、女性。被災現場から救出され、担架に乗せられ、テントの外にいる。

- 歩行不可　　● 呼吸：33 回 / 分　　● 脈拍：120 回 / 分
- 意識レベル（命令）：命令に応じる　● 明らかな外観上の変形、外出血なし

Q4 10 代前半、女性。被災現場から救出され、担架に乗せられ、テントの外にいる。

- 歩行不可　　● 呼吸：気道確保するが、呼吸なし

START 法による判定

Q1 ☑ **黄**　歩行不可のため「緑」以外。バイタルサイン上は正常範囲。したがってトリアージ区分は黄。

Q2 ☑ **緑**　自ら助けを求めてきたことから歩行可能のため、トリアージ区分は緑。

Q3 ☑ **赤**　歩行不可のため「緑」以外。呼吸数が 30 回 / 分を超えていることから、トリアージ区分は赤。

Q4 ☑ **黒**　歩行不可のため「緑」以外。呼吸がなく、気道確保するも再呼吸がないため、トリアージ区分は黒。

次に、応急救護所（以下、救護所）でのトリアージ判定の模擬訓練を行います。

　災害現場の「救護所」でよく遭遇する症例を30例、問題形式で示しました。すべての症例は、**災害現場から助け出され、現場近くに設置された救護所に運ばれてきた傷病者**です。

　事例説明をよく読み、**二次トリアージ**を行ってみましょう。

　この傷病者に何色のトリアージタッグをつけるか、また、考えられる診断名・傷病名と必要な応急処置についても記入してみてください。

　解説は次のページに掲載しています。

　災害時には多くの傷病者が一時に集中して救護所に集まります。実際に災害現場に立ち合い、トリアージを行うことになったときに、あわてず、落ちついて判断するためにも、日頃からトリアージ判定の訓練を繰り返し行うことが大切です。

✦トリアージ区分

優先度	分　類	タッグの色
第1順位	緊急（最優先）治療群	赤
第2順位	準緊急（待機的）治療群	黄
第3順位	保留（軽症）群	緑
第4順位	死亡群、治療・搬送待機群	黒

※この項目には付録動画があります。視聴方法はp.171をご覧ください。

Case 1

地震発生時、建物が倒壊し、救出されるまで、両大腿部から下腿にかけて2〜3時間以上下敷き状態だった。両下肢が腫脹し、擦過傷と水疱が散在している。疼痛を訴え、歩行不能である。四肢の知覚・運動麻痺がみられる。末梢動脈は触知できる。

[バイタルサイン]
●意識：清明　　●呼吸：26回/分　　●脈拍：80回/分
●血圧：120/70mmHg

☞ 救護所トリアージ
＊あなたは何色のタッグをつけますか？

□ 緑　　　　□ 黄　　　　□ 赤　　　　□ 黒

☞ 診断名・考えられる傷病名

□ _____　　□ _____

□ _____

☞ 必要な応急処置

□ _____　　□ _____

□ _____

Case 1 [解説]

☞ **救護所トリアージ**
　☑ 赤

☞ **診断名・考えられる傷病名**
　☑ クラッシュ症候群（圧挫症候群）　　☑ 頸椎損傷

☞ **必要な応急処置**
　☑ 静脈ライン確保　　☑ 大量の輸液
　☑ 圧迫部位の疼痛緩和
　☑ 24 時間診療体制可能な施設への後方搬送
　☑ 高カリウム血症の治療（治療薬があれば）
　☑ 可能ならば、AED の用意

POINT

　クラッシュ症候群（圧挫症候群）は、2～3時間以上、臀部や四肢のように筋肉量の多い筋が圧挫されていたときに、鈍的に損傷が生じる末梢部の骨格筋損傷のことである。地震災害などの災害時に発症しやすい。圧迫を解除されることにより血流の再還流が発生し、壊死した筋細胞からカリウム、ミオグロビン、乳酸などが血液中に大量に漏出すると、急速に低血圧、ショック、高カリウム血症、腎不全などの全身症状を呈する。このときの尿の色は茶褐色を呈し、ミオグロビン尿である。

　解放された直後は、患肢は腫れているが苦痛はあまりなく、一見元気であるため、重症であることが見逃されやすく、注意

が必要である。

　擦過傷と腫脹があり、長時間、倒壊建物の下敷きになっていた人が救出されたときは、一見軽症にみえてもクラッシュ症候群を考慮し、直ちに大量輸液や透析を開始し、全身管理できる施設へ搬送する。

　クラッシュ症候群は、尿が出ているか、出ていないかで重症度が変わる。特に、利尿が得られない場合は、透析等の集中治療を早急に考慮する。

　クラッシュ症候群の可能性が高いと考えられる病態として、全身の筋肉の約30％以上（片下肢で約30％）が2時間以上、感覚がなくなるまで挟まれていた場合などがあげられるが、本人の体力や状況によっても変わってくる。

　二次トリアージでは、クラッシュ症候群は必ずしも「赤タッグ」扱いではないが、状況的に搬出後に緊急透析が必要と判断され、また本問題の症例は四肢麻痺から頸椎損傷も疑われることにより、「赤タッグ」と判断する。

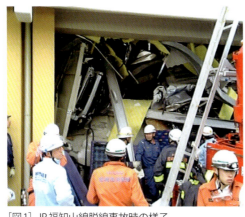

［図1］JR福知山線脱線事故時の様子

JR福知山線脱線事故（2005年4月25日）では、数名にクラッシュ症候群が発生し、死亡者もいた

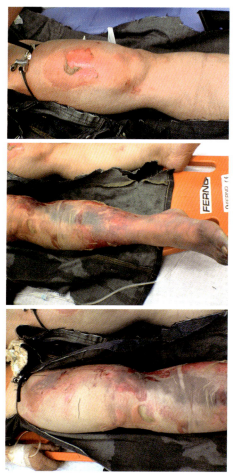

［図2］クラッシュ症候群（圧挫症候群）

（写真提供：秋冨慎司氏）

Case 2

3階のベランダで洗濯物を干しているときに地震が発生し、転落して受傷した。
右大腿部の骨が折れており、開放創から骨が露出していて、創部は汚染されている。痛みを強く訴えている。

[バイタルサイン]
●意識：清明 　●呼吸：24回/分 　●脈拍：66回/分
● CRT（毛細血管再充満時間）：1秒

☞ **救護所トリアージ**
＊あなたは何色のタッグをつけますか？

□ 緑 　　□ 黄 　　□ 赤 　　□ 黒

☞ **診断名・考えられる傷病名**

□ ＿＿＿＿＿＿＿＿＿ 　　□ ＿＿＿＿＿＿＿＿＿

□ ＿＿＿＿＿＿＿＿＿

☞ **必要な応急処置**

□ ＿＿＿＿＿＿＿＿＿ 　　□ ＿＿＿＿＿＿＿＿＿

□ ＿＿＿＿＿＿＿＿＿

Case 2 [解説]

☞ **救護所トリアージ**

☑ 黄

☞ **診断名・考えられる傷病名**

☑ 開放性大腿骨（長骨）骨折（右下肢）

☞ **必要な応急処置**

☑ 創部の被覆処置‥‥‥‥【p.140「下肢固定」参照】
感染防止のため、開放創部を清潔なガーゼ等で愛護的に覆い、外部から遮断する

☑ 副子固定‥‥‥‥‥‥‥【p.140「下肢固定」参照】
骨折部の動揺を防ぎ、疼痛緩和、出血の抑制、二次的損傷の予防を図る

☑ 静脈ライン確保　　　　☑ 可能ならば、洗浄

☑ 可能ならば、抗生物質の使用、破傷風予防

POINT

　大腿骨骨折の出血量は約1,000〜1,500mL、両側骨折の場合は2L以上の出血が予測され、「赤タッグ」となる。出血性ショックにより生命に危険が及ぶこともある。しかし本症例は片側骨折で、バイタルサインも安定しており、2〜3時間待って治療を行っても生命に支障はないと考えられ、「黄タッグ」と判断する。可能ならば感染対策のための処置を行うことが望ましい。

　高所からの転落は多発外傷の可能性も考えられる。表面的に外傷はなくても、内出血がありえるので、観察は十分に行う。

Case 3

地震発生時、強い揺れとともにトタン屋根が落ちてき
て、右上腕に当たった。
右上腕部に5cm程度の裂傷を負い、出血もみられる。

[バイタルサイン]
●意識：清明　　●呼吸：20回/分　　●脈拍：68回/分
●血圧：128/70mmHg

☞ **救護所トリアージ**

＊あなたは何色のタッグをつけますか？

□ 緑　　　　□ 黄　　　　□ 赤　　　　□ 黒

☞ **診断名・考えられる傷病名**

□ _____　　□ _____

□ _____

☞ **必要な応急処置**

□ _____　　□ _____

□ _____

Case 3 [解説]

☞ **救護所トリアージ**

☑ 緑

☞ **診断名・考えられる傷病名**

☑ 右上腕部裂傷

☞ **必要な応急処置**

☑ 創部の被覆処置
感染防止のため、開放創部を清潔なガーゼ等で愛護的に覆い、外部から遮断する

POINT

　生理学的所見に問題なく、単独外傷であるから、「緑タッグ」である。

　裂傷は皮膚の開放性損傷の一つであり、強く皮膚が引っ張られたことにより組織が離れて発生した鈍的損傷である。

　この開放性損傷は、感染発生の危険性が高いという特徴がある。さらに、常時外部にさらされ汚染されているトタン屋根によって負傷していることから、十分な洗浄と消毒が必要である。

Case 4

地震発生時、タンスの上から花びんが落下し、右胸を直撃して強打した。
胸痛と呼吸困難を訴えている。冷汗がみられ、顔色は不良で、頸静脈のふくれが目立つ（頸静脈の怒張）。呼吸音は右側が弱く、聞こえない。

[バイタルサイン]
●意識：清明　　●呼吸：29 回 / 分　　●脈拍：118 回 / 分
● CRT（毛細血管再充満時間）：3 秒　　●血圧：70/40 mmHg

👉 **救護所トリアージ**
＊あなたは何色のタッグをつけますか？

□ 緑　　　　□ 黄　　　　□ 赤　　　　□ 黒

👉 **診断名・考えられる傷病名**

□ _____　　□ _____

□ _____

👉 **必要な応急処置**

□ _____　　□ _____

□ _____

Case 4 ［解説］

👉 救護所トリアージ
- ☑ 赤

👉 診断名・考えられる傷病名
- ☑ 緊張性気胸

👉 必要な応急処置
- ☑ 胸腔穿刺（脱気）
  呼吸音が聴取できないときは、胸腔穿刺を迅速に行う（効果は一時的）
- ☑ 胸腔ドレナージ
- ☑ 酸素吸入   ☑ 呼吸管理
- ☑ 静脈ライン確保

POINT

　胸痛と呼吸困難を訴えていること、また血圧低下、頻脈、冷汗などの症状から、閉塞性ショックを起こしていることが考えられ、緊張性気胸が強く疑われる。頸静脈怒張や片側呼吸音の減弱は、緊張性気胸の特徴である。

　空気が胸腔内に貯留することにより、縦隔や心臓を圧迫し、静脈還流に障害を及ぼすことから、直ちに胸腔内圧の減圧を行わないと、死に至ることもある危険な状態である。

Case 5

地震で倒壊した家屋の下敷きになっていたところを助け出された。
全身に打撲痕がみられる。呼びかけに反応しない。

[バイタルサイン]
●意識：反応なし　　●呼吸：気道確保しても確認できず
●脈拍：触知できず

☞ **救護所トリアージ**
＊あなたは何色のタッグをつけますか？

□ 緑　　　　□ 黄　　　　□ 赤　　　　□ 黒

☞ **診断名・考えられる傷病名**

□ _____　　　□ _____

□ _____

☞ **必要な応急処置**

□ _____　　　□ _____

□ _____

Case 5 [解説]

☞ **救護所トリアージ**
　☑ 黒

☞ **診断名・考えられる傷病名**
　☑ 全身打撲

☞ **必要な応急処置**
　☐ 特になし

POINT

　家屋の下敷きになっていたところを助け出され、全身に打撲痕があることから、全身を強く打ったと考えられる。気道確保しても呼吸が確認できず、生命の徴候がないため、「黒タッグ」と判定する。

　しかしながら、実際の災害現場は騒音もあり、呼吸等の生命徴候を確認することは難しい。

Case 6

自宅の２階にいたときに地震が発生した。ひどい揺れに驚き、逃げようとして、階段から転落（８段）し、胸部を強打した。
胸痛を訴えており、呼吸困難、吸気時の胸部陥没、胸郭動揺、奇異呼吸、チアノーゼがみられる。胸部に打撲痕がある。

[バイタルサイン]
●意識：清明　　●呼吸：33 回 / 分、左右非対称
●脈拍：100 回 / 分

☞ **救護所トリアージ**
＊あなたは何色のタッグをつけますか？

□ 緑　　　　□ 黄　　　　□ 赤　　　　□ 黒

☞ **診断名・考えられる傷病名**

□ ＿＿＿＿＿＿＿＿＿　　　□ ＿＿＿＿＿＿＿＿＿

□ ＿＿＿＿＿＿＿＿＿

☞ **必要な応急処置**

□ ＿＿＿＿＿＿＿＿＿　　　□ ＿＿＿＿＿＿＿＿＿

□ ＿＿＿＿＿＿＿＿＿

Case 6 [解説]

☞ **救護所トリアージ**
- ☑ 赤

☞ **診断名・考えられる傷病名**
- ☑ 多発肋骨骨折
- ☑ 肺挫傷
- ☑ フレイルチェスト

☞ **必要な応急処置**
- ☑ フレイル固定（外固定）………【p.144「フレイル固定」参照】
  胸郭動揺を抑え、疼痛を軽減させて呼吸を助ける
- ☑ 酸素吸入
  疼痛のため呼吸が浅くなり、1回換気量の減少、低酸素血症、高炭酸ガス血症が出現するため、酸素吸入が必要である
- ☑ 疼痛対策　☑ 可能ならば、気管挿管（内固定）

POINT

　階段からの転落時に多発肋骨骨折（3本以上の隣接した肋骨が2か所以上の骨折）を起こしたため、連続性を失った部位は、吸気時に陥没、呼気時に膨隆して正常な換気ができなくなり、奇異呼吸、胸郭動揺といわれる状態が生じたと考えられる。また、呼吸運動に伴い胸壁が動揺するため、骨折の痛みが増強し、換気量が減少する。

　本症例では、フレイルチェストの特徴である吸気時の胸骨陥没、奇異呼吸、胸郭動揺、胸部の疼痛、チアノーゼがみられることから、判断は容易である。

Case 7

地震発生時、2階から逃げようとして階段を降り、最後のところで左足首をひねった。
左足首に腫脹がみられ、痛みを訴えているが、歩行は可能である。

[バイタルサイン]
●意識：清明　●呼吸：24回/分　●脈拍：80回/分
● CRT（毛細血管再充満時間）：1秒

☞ 救護所トリアージ
＊あなたは何色のタッグをつけますか？

□ 緑　　　□ 黄　　　□ 赤　　　□ 黒

☞ 診断名・考えられる傷病名

□ _____　　□ _____

□ _____

☞ 必要な応急処置

□ _____　　□ _____

□ _____

Case 7 ［解説］

☞ **救護所トリアージ**
☑ 緑

☞ **診断名・考えられる傷病名**
☑ 左足首捻挫

☞ **必要な応急処置**
☑ 副子固定
☑ 可能ならば、患肢の冷却、安静、挙上

POINT

　左足首に腫脹がみられ、痛みを訴えているが、生理学的所見は問題なく、歩行が可能であることから、「緑タッグ」である。

　足首の捻挫は頻回に発生するもので、軽視されがちだが、適切な処置をしないと慢性化することも少なくない。三角布等を利用し、靴を履いたままでもしっかり固定するとよい。

Case 8

地震発生時、沸騰したお湯が入っていたやかんが倒れ、両下腿にかかってしまった。
両下腿部前面に痛みがあり、発赤と水疱がみられる。

[バイタルサイン]
●意識：清明　　●呼吸：22 回 / 分　　●脈拍：84 回 / 分
● CRT（毛細血管再充満時間）：1 秒

☞ **救護所トリアージ**
＊あなたは何色のタッグをつけますか？

□ 緑　　　　□ 黄　　　　□ 赤　　　　□ 黒

☞ **診断名・考えられる傷病名**

□ _____　　　□ _____

□ _____

☞ **必要な応急処置**

□ _____　　　□ _____

□ _____

Case 8 [解説]

👉 **救護所トリアージ**
　☑ 黄

👉 **診断名・考えられる傷病名**
　☑ Ⅱ度熱傷

👉 **必要な応急処置**
　☑ 創部の被覆処置　　☑ 静脈ライン確保

POINT

　両下腿に発赤と水疱がみられ、痛みがあるため、Ⅱ度熱傷と考えられる。受傷時に、浅達性Ⅱ度か深達性Ⅱ度かの区別は難しいが、深達性Ⅱ度は感染しやすいため、受傷現場であってもできる限り清潔操作を行う。
　受傷部が両下肢前面の場合は、9の法則で18％となり、15％以上の熱傷外傷なので「赤タッグ」となるが、本症例の場合は15％以下の熱傷なので、1レベル下がって「黄タッグ」となる。
　人間の手のひらの面積は体表面積の約1％であることも活用できる。

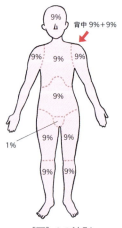

［図］9の法則
例：両下肢全体で36％となる。

Case 9

高血圧の治療のため病院に行く途中で、乗り合わせた電車が脱線事故を起こした。突然、締めつけられるような胸の痛みが生じ、苦悶状態となった。
激しい胸部痛、呼吸困難、冷汗、動悸、および左肩から背中にかけての痛みがみられる。「空気を吸いたい」と訴えている。

[バイタルサイン]
●意識：清明　　●呼吸：20 回 / 分　　●脈拍：100 回 / 分

☞ **救護所トリアージ**
＊あなたは何色のタッグをつけますか？

□ 緑　　　□ 黄　　　□ 赤　　　□ 黒

☞ **診断名・考えられる傷病名**

□ ＿＿＿＿＿＿＿＿＿＿＿　　□ ＿＿＿＿＿＿＿＿＿＿＿

□ ＿＿＿＿＿＿＿＿＿＿＿

☞ **必要な応急処置**

□ ＿＿＿＿＿＿＿＿＿＿＿　　□ ＿＿＿＿＿＿＿＿＿＿＿

□ ＿＿＿＿＿＿＿＿＿＿＿

Case 9 [解説]

☞ **救護所トリアージ**
- ☑ 赤

☞ **診断名・考えられる傷病名**
- ☑ 急性心筋梗塞

☞ **必要な応急処置**
- ☑ 酸素吸入
- ☑ 体位管理　　　　　☑ 静脈ライン確保
  半坐位を保つ
- ☑ 常備薬（ニトログリセリン等）があれば使用

POINT

　頻脈、呼吸困難、冷汗、動悸がみられ、左肩から背中にかけての背部痛を訴えていることから、急性心筋梗塞が疑われる。高血圧、高コレステロール血症、糖尿病は、急性心筋梗塞の発症因子の一つである。

　ただし急性心筋梗塞では、特に高齢者の場合は、胃部不快感を伴う悪心・嘔吐やふらつき、失神、冷汗、呼吸困難などが主な訴えで、胸痛はほとんどない無症状のケースや、腰部痛を訴えるケースもあるため、注意が必要である。

　急性心筋梗塞は初期対応が重要であるため、徴候を見逃さない。

Case 10

真夏の日中の暑い時間帯に地震が発生し、夢中で家の外に逃げ、炎天下のなかで2時間を過ごした。幸い無傷だったので家へ戻ったところ、具合が悪くなった。体温がかなり上昇しており、発汗とけいれんがみられる。

[バイタルサイン]
●意識：軽度の意識障害（JCS 3）　●呼吸：32回/分
●脈拍：120回/分　●CRT（毛細血管再充満時間）：3秒

☞ **救護所トリアージ**
＊あなたは何色のタッグをつけますか？

□ 緑　　　□ 黄　　　□ 赤　　　□ 黒

☞ **診断名・考えられる傷病名**

□ _____　　□ _____

□ _____

☞ **必要な応急処置**

□ _____　　□ _____

□ _____

Case 10 ［解説］

☞ **救護所トリアージ**
- ☑ 赤

☞ **診断名・考えられる傷病名**
- ☑ 熱射病

☞ **必要な応急処置**
- ☑ 衣服をゆるめ、涼しい環境下に移し、風を送る
- ☑ 体温を下げる処置
  体を冷水で濡らす、腋下や鼠径部に冷やしたペットボトルをおく、など
- ☑ 静脈ライン確保

POINT

　熱中症は、熱射病、熱けいれん、熱疲労、熱失神に分類され、最も重症なのが熱射病である。体温40℃以上で視床の体温調節機能が障害され、発汗がなくなり意識が低下すると大変危険である。

　本症例は、炎天下に長時間いたことによる熱への曝露の事実、および軽度の意識障害、高熱、けいれん、発汗、頻脈、頻呼吸から、熱射病の診断はつきやすい。発汗はみられるが、意識はJCS 3とレベルダウンしているため、早急な処置が必要である。

　高齢者や小児が高温多湿な環境下に長時間いると、熱射病を発症しやすい。高齢者は自覚症状が現れにくく、小児の場合は自分自身で移動ができないことから、発見が遅くなることがあるため、注意が必要である。

Case 11

地震発生時、蛍光灯の笠が落下し、後頭部を強打した。
後頭部に 10cm 程度の裂傷があり、出血がみられる。
そわそわと落ち着かず、体動が多い。

[バイタルサイン]
● 意識：不明瞭（名前を聞かれてもはっきりと答えられない）
● 呼吸：21 回 / 分　　● CRT（毛細血管再充満時間）：1 秒

☞ **救護所トリアージ**
＊あなたは何色のタッグをつけますか？

□ 緑　　　　□ 黄　　　　□ 赤　　　　□ 黒

☞ **診断名・考えられる傷病名**

□ _____　　□ _____

□ _____

☞ **必要な応急処置**

□ _____　　□ _____

□ _____

Case 11［解説］

☞ **救護所トリアージ**
　☑ 黄

☞ **診断名・考えられる傷病名**
　☑ 急性硬膜下血腫の疑い

☞ **必要な応急処置**
　☑ 酸素吸入
　☑ 静脈ライン確保・輸液

POINT

　生理学的所見は安定しているが、意識が不明瞭で、そわそわと落ち着かないこと、体動が多いこと、後頭部の裂傷部から出血がみられることから、急性硬膜下血腫を否定できない。

　急性硬膜下血腫は脳実質の損傷を受けていることが多く、急性硬膜外血腫よりも予後は悪い。

　意識レベルがJCS 2桁の場合は「赤タッグ」であるが、本症例は意識障害があるもののJCS 1桁のため、1レベル下げて「黄タッグ」とする。

Case 12

就寝中に地震が発生し、大きなタンスが倒れてきて、腹部に当たった。
冷汗、悪心・嘔吐があり、顔色はすぐれない。腹部の痛みを訴えており、打撲痕がみられる。

[バイタルサイン]
- ●意識：清明
- ●呼吸：32 回 / 分
- ●脈拍：118 回 / 分（微弱）
- ● CRT（毛細血管再充満時間）：3 秒

☞ **救護所トリアージ**

＊あなたは何色のタッグをつけますか？

☐ 緑　　　☐ 黄　　　☐ 赤　　　☐ 黒

☞ **診断名・考えられる傷病名**

☐ _____　　☐ _____

☐ _____

☞ **必要な応急処置**

☐ _____　　☐ _____

☐ _____

Case 12［解説］

☞ **救護所トリアージ**
- ☑ 赤

☞ **診断名・考えられる傷病名**
- ☑ 腹腔内出血

☞ **必要な応急処置**
- ☑ 酸素吸入
- ☑ 下肢挙上（ショック体位にする）
- ☑ 保温
- ☑ 静脈ライン確保
- ☑ 可能ならば、腹囲測定

POINT

　顔色が不良であり、頻脈で、脈拍は微弱であることから、出血性ショックが考えられる。さらに、腹部に強い圧痛と打撲痕がみられることから、腹腔内出血が疑われる。

　体動により出血が助長されるため、安静の必要性について説明を行う。また、腹腔内の出血が進行していないか確認する。

　外傷で発生するショックの90％は、出血性ショックによるといわれている。十分な観察が必要である。

Case 13

地震発生時、自宅の２階から逃げようとして階段を踏みはずし、８段ほど転落した。
前額部に血腫がみられる。歩行不能で、四肢は麻痺しており動かせない。

[バイタルサイン]
●意識：清明　　●呼吸：26 回 / 分　　●脈拍：78 回 / 分
● CRT（毛細血管再充満時間）：1 秒

☞ **救護所トリアージ**

＊あなたは何色のタッグをつけますか？

□ 緑　　　□ 黄　　　□ 赤　　　□ 黒

☞ **診断名・考えられる傷病名**

□ _____　　□ _____

□ _____

☞ **必要な応急処置**

□ _____　　□ _____

□ _____

Case 13 ［解説］

☞ **救護所トリアージ**
- ☑ 赤

☞ **診断名・考えられる傷病名**
- ☑ 頸椎損傷

☞ **必要な応急処置**
- ☑ 頸椎固定………【p.142「頸椎固定」参照】
- ☑ 静脈ライン確保

POINT

　四肢麻痺がみられ動かせないこと、および受傷機転から、頸椎損傷が考えられる。

　本症例は、バイタルサインが安定しているのでSTART式トリアージでは「黄タッグ」となるが、四肢麻痺がみられる場合はC4・C5レベルの脊髄神経が損傷しているおそれがあり、損傷が横隔神経まで達すると呼吸困難が出現するため、二次トリアージでは「赤タッグ」とする。また脊髄損傷がひどい場合、神経原性ショック（心拍数低下なのに末梢血管が開いて血圧低下する）を起こす可能性もあり、傷病者のバイタルサインの変化を注意深く観察することが大切である。

Case 14

地震が発生し、倒れてきた書棚に仰向けのかたちで下敷きになり、胸部を圧迫された状態が長く続いた。顔面のチアノーゼが著明である。顔面に腫脹および上半身に点状皮下出血斑がみられる。

[バイタルサイン]
- 意識：重度の意識障害（JCS 200）
- 呼吸：16回/分
- 脈拍：90回/分

☞ **救護所トリアージ**
＊あなたは何色のタッグをつけますか？

☐ 緑　　　☐ 黄　　　☐ 赤　　　☐ 黒

☞ **診断名・考えられる傷病名**

☐ _____　　☐ _____

☐ _____

☞ **必要な応急処置**

☐ _____　　☐ _____

☐ _____

Case 14 ［解説］

☞ **救護所トリアージ**
☑ 赤

☞ **診断名・考えられる傷病名**
☑ 外傷性窒息（外傷性胸部圧迫症候群）

☞ **必要な応急処置**
☑ 酸素吸入
☑ 静脈ライン確保

POINT

　胸部を圧迫された状態が長く続くと、呼吸ができなくなり、血液の循環が妨げられ、顔面腫脹や意識障害が生じてくる。

　本症例は、意識障害が認められ、呼吸も微弱であること、また受傷機転および顔面腫脹、上半身の点状皮下出血斑の症状から、外傷性窒息が考えられる。

　重症例では心肺停止もありうるが、低酸素脳症を免れていたら24時間以内に意識が回復することもある。

Case 15

地震発生時、右胸を書棚の角にぶつけ、強打した。呼吸により胸の痛みが強まり、息切れ、呼吸困難、胸内苦悶を訴える。皮下気腫がみられ、右胸部に打撲痕がある。聴診にて呼吸音の左右差を認め、患側では呼吸音が減弱である。呼吸時に空気が漏れている感じがあり、創部に泡のようなものがみられる。

[バイタルサイン]
●意識：清明　　●呼吸：35 回 / 分　　●脈拍：120 回 / 分

☞ 救護所トリアージ
＊あなたは何色のタッグをつけますか？

□ 緑　　　　□ 黄　　　　□ 赤　　　　□ 黒

☞ 診断名・考えられる傷病名

□ _____　　　　□ _____

□ _____

☞ 必要な応急処置

□ _____　　　　□ _____

□ _____

Case 15 | 83

Case 15 [解説]

☞ **救護所トリアージ**
- ☑ 赤

☞ **診断名・考えられる傷病名**
- ☑ 開放性気胸

☞ **必要な応急処置**
- ☑ ３辺テーピング………【p.148「３辺テーピング」参照】
  胸腔内が陽圧になっても空気を排出できるように、完全に閉塞するのではなく、１辺だけ開放しておく
- ☑ 胸腔内ドレーン
- ☑ 酸素吸入
- ☑ 静脈ライン確保

POINT

　呼吸は浅く速く、脈拍は弱く速いこと、また右胸部に打撲痕があり、呼吸困難がみられ、呼吸音の減弱と左右差が認められること、呼吸時に空気の漏れがあること等から、開放性気胸が考えられる。

　放っておくと緊張性気胸に進展するおそれがあるため、胸腔内に貯留した空気を排出し、体外から新たな空気の流入を防ぐため、３辺テーピングにより創を被覆する。

Case 16

地震が発生し、避難するときに倒壊した家の窓ガラスの破片を踏んだ。
右足底部から出血がみられる。ガラスの破片が刺さっているかもしれない。

[バイタルサイン]
- ●意識：清明　●呼吸：22 回 / 分　●脈拍：90 回 / 分
- ● CRT（毛細血管再充満時間）：1 秒

👉 救護所トリアージ
＊あなたは何色のタッグをつけますか？

□ 緑　　　□ 黄　　　□ 赤　　　□ 黒

👉 診断名・考えられる傷病名

□ _____　　□ _____

□ _____

👉 必要な応急処置

□ _____　　□ _____

□ _____

Case 16 [解説]

☞ **救護所トリアージ**
- ☑ 緑

☞ **診断名・考えられる傷病名**
- ☑ 右足底部裂傷

☞ **必要な応急処置**
- ☑ 止血処置（必要があれば）
- ☑ 異物除去（ガラス片が刺さっていれば）
- ☑ 可能ならば、洗浄

POINT

　右足底部の裂傷で出血がみられるが、呼吸数、CRTともに異常はみられないことから、「緑タッグ」でよい。

　現場での応急処置は特に必要ないが、ガラスの破片が刺さっていれば取り除く。

Case 17

在宅酸素療法中の筋萎縮性側索硬化症（ALS）患者。地震で自宅が一部倒壊した。人工呼吸器と医療器具が破損し、ライフラインも途絶えている状態のなか、倒壊した自宅内から発見された。

［バイタルサイン］
- ●意識：ほとんど反応なし　　●呼吸：確認できず
- ●脈拍：触知できず

救護所トリアージ
＊あなたは何色のタッグをつけますか？

☐ 緑　　　　☐ 黄　　　　☐ 赤　　　　☐ 黒

診断名・考えられる傷病名

☐ _____　　☐ _____

☐ _____

必要な応急処置

☐ _____　　☐ _____

☐ _____

Case 17 [解説]

☞ **救護所トリアージ**
　☑ 黒

☞ **診断名・考えられる傷病名**
　☑ 窒息

☞ **必要な応急処置**
　☐ 特になし

POINT

　地震により家屋が倒壊し、動けなくなった。その際、人工呼吸器と医療器具が破損した。ライフラインも途絶えていたため、機器の復旧ができず、呼吸ができなくなったと考えられる。生命の徴候がないため、「黒タッグ」と判定する。

　なお、「黒タッグ」は死亡確認とは異なることを忘れてはならない。

　黒タッグであったとしても、余裕があれば、ご本人やご家族（ご遺族）のためにしっかりタッグに記入することが重要である。

Case 18

地震発生時、タンスの上に置いてあった裁ちばさみが
落ち、右上腹部に突き刺さった。
本人はショックのあまり声が出せない。家族は「早く
抜いて！」と訴えている。

[バイタルサイン]
●意識：清明　　●呼吸：30回/分　　●脈拍：118回/分
● CRT（毛細血管再充満時間）：2秒

☞ 救護所トリアージ
＊あなたは何色のタッグをつけますか？

□ 緑　　　　□ 黄　　　　□ 赤　　　　□ 黒

☞ 診断名・考えられる傷病名

□ ＿＿＿＿＿＿＿＿＿　　　□ ＿＿＿＿＿＿＿＿＿

□ ＿＿＿＿＿＿＿＿＿

☞ 必要な応急処置

□ ＿＿＿＿＿＿＿＿＿　　　□ ＿＿＿＿＿＿＿＿＿

□ ＿＿＿＿＿＿＿＿＿

Case 18 ［解説］

☞ **救護所トリアージ**
☑ 赤

☞ **診断名・考えられる傷病名**
☑ 腹部貫通創、肝臓損傷の疑い

☞ **必要な応急処置**
☑ 異物周囲の損傷部の固定⋯⋯⋯【p.145「穿通性異物固定」参照】
　搬送中に異物が動いて損傷が広がらないように、しっかりと固定する
☑ 静脈ライン確保
☑ 酸素吸入

POINT

　本症例は、呼吸数とCRTの数値の異常、頻脈がみられる。恐怖や痛みによる呼吸数や心拍数の上昇も考えられるが、受傷機転から、裁ちばさみが貫通したことによる肝臓の損傷が疑われる。なお、本症例はCRT 2秒だが、3秒以上になるとショックの可能性がある。

　家族は「早く抜いて」と訴えているが、抜くと大出血を来たすおそれがあるため、抜いてはいけない。異物をしっかり固定し、搬送中に動いて損傷を広げないようにしてから、病院へ搬送する。

Case 19

地震で火災が発生し、火を消そうとしてやけどを負い、煙も大量に吸ってしまった。
顔面と左上腕（前面）に発赤と水疱がみられる。痛みが強い部分と痛みを感じない部分がある。息苦しさを訴え、声を出しにくくなり、徐々に嗄れてきている。鼻・口周囲に煤がついており、鼻毛がこげている。

[バイタルサイン]

●意識：清明　　●呼吸：31 回 / 分　　●脈拍：120 回 / 分
● CRT （毛細血管再充満時間）：2 秒

☞ **救護所トリアージ**

＊あなたは何色のタッグをつけますか？

□ 緑　　　　□ 黄　　　　□ 赤　　　　□ 黒

☞ **診断名・考えられる傷病名**

□ _____　　　□ _____

□ _____

☞ **必要な応急処置**

□ _____　　　□ _____

□ _____

Case 19［解説］

☞ **救護所トリアージ**
☑ 赤

☞ **診断名・考えられる傷病名**
☑ Ⅲ度熱傷、気道熱傷

☞ **必要な応急処置**
☑ 酸素吸入
☑ 顔面の被覆処置
☑ 静脈ライン確保
☑ 気道の管理

POINT

　水疱がみられることから、Ⅱ～Ⅲ度熱傷と考えられる。前腕の熱傷だけならば「赤タッグ」でなくてもよいが、煙を吸って息苦しいこと、嗄声がみられること、鼻毛がこげていることから「気道熱傷」の疑いがある。緊急搬送が必要である。気道熱傷を合併すると、気道閉塞、呼吸不全や肺炎になりやすい。

　ほかに熱傷がないか、全身観察を行う。傷病者を移動させるときは、気道、呼気、循環、意識状態の観察をしっかり行うことが重要である。

Case 20

地震発生時、家から避難する際に左手をドアに強く挟んだ。
左手の人差し指と中指の先が腫れており、痛くて指を曲げることもできない。

[バイタルサイン]
●意識：清明　　●呼吸：24回/分　　●脈拍：78回/分

👉 救護所トリアージ
＊あなたは何色のタッグをつけますか？

□ 緑　　　□ 黄　　　□ 赤　　　□ 黒

👉 診断名・考えられる傷病名

□ _____　　□ _____

□ _____

👉 必要な応急処置

□ _____　　□ _____

□ _____

Case 20 [解説]

☞ **救護所トリアージ**

☑ 緑

☞ **診断名・考えられる傷病名**

☑ 左手第2・3指骨折

☞ **必要な応急処置**

☑ 可能ならば、副子固定

POINT

　左手をドアに強く挟み、左手の人差し指と中指が腫れ、痛くて指を曲げることもできないことから、指を骨折したと考えられる。

　現場での応急処置としては、可能であれば副子固定を行う。

Case 21

脱線した車両のドアとドアの間に右腕を挟まれた。
皮膚が剥がれるように引っ張られ、右前腕の皮膚が脱
落し、激しく出血している。痛みを強く訴えている。

[バイタルサイン]
●意識：清明　　●呼吸：28 回 / 分　　●脈拍：90 回 / 分
●血圧：104/60mmHg

☞ 救護所トリアージ

＊あなたは何色のタッグをつけますか？

□ 緑　　　□ 黄　　　□ 赤　　　□ 黒

☞ 診断名・考えられる傷病名

□ ＿＿＿＿＿＿＿＿＿　　　□ ＿＿＿＿＿＿＿＿＿

□ ＿＿＿＿＿＿＿＿＿

☞ 必要な応急処置

□ ＿＿＿＿＿＿＿＿＿　　　□ ＿＿＿＿＿＿＿＿＿

□ ＿＿＿＿＿＿＿＿＿

Case 21［解説］

☞ **救護所トリアージ**
- ☑ 赤

☞ **診断名・考えられる傷病名**
- ☑ デグロービング損傷（広範囲皮膚剥脱創）

☞ **必要な応急処置**
- ☑ 止血処置
- ☑ 創部の被覆処置
  感染防止のため、開放創部を清潔なガーゼ等で愛護的に覆い、外部
  から遮断する

POINT

　受傷機転および外見から、開放性の皮膚剥脱創と判断できる。
　デグロービング損傷は、回転しているローラーやベルトに前
腕や手を巻き込まれたことで、皮膚が手袋を脱ぐように全周性
に剥脱されるものである。皮弁による皮膚および軟部組織の再
建を含む段階的再建手術が必要となる。

Case 22

地震発生時、避難するときに自宅の玄関の敷居につまずき、転倒した。
右前腕が身体の下敷きになり、骨折した。骨が変形し、開放創から骨がみえている。強い痛みを訴えている。

[バイタルサイン]
- ●意識：清明　　●呼吸：24回/分　　●脈拍：84回/分
- ● CRT（毛細血管再充満時間）：1秒

👉 救護所トリアージ
＊あなたは何色のタッグをつけますか？

□ 緑　　　　□ 黄　　　　□ 赤　　　　□ 黒

👉 診断名・考えられる傷病名

□ ＿＿＿＿＿＿＿＿＿＿　　　　□ ＿＿＿＿＿＿＿＿＿＿

□ ＿＿＿＿＿＿＿＿＿＿

👉 必要な応急処置

□ ＿＿＿＿＿＿＿＿＿＿　　　　□ ＿＿＿＿＿＿＿＿＿＿

□ ＿＿＿＿＿＿＿＿＿＿

Case 22 ［解説］

☞ **救護所トリアージ**
- ☑ 黄

☞ **診断名・考えられる傷病名**
- ☑ 開放性右前腕骨骨折（複雑骨折）

☞ **必要な応急処置**
- ☑ 創部の被覆処置
  感染防止のため、開放創部を清潔なガーゼ等で愛護的に覆い、外部から遮断する
- ☑ 体位管理
  良肢位を保持する
- ☑ 副子固定　　☑ 可能ならば、洗浄
- ☑ 可能ならば、抗生物質の使用、破傷風予防

POINT

　骨が変形して開放創から骨がみえていること、右前腕の痛みを訴えていることから、開放性の前腕骨複雑骨折と考えられる。

　バイタルサインは落ち着いており、生理学的所見は特に問題ないが、開放性骨折の場合、感染防止のため6～7時間以内に適切な対応を行う必要があるので、「黄タッグ」となる。突出した骨折端は無理に還納しない。

Case 23

地震発生時に自宅で転倒し、床にあった重くて鋭利な置物が腹部に突き刺さり、重大な裂傷を負った。
刺さっていた置物を取り除いたところ、腸管が傷口から飛び出してしまった。

[バイタルサイン]
● 意識：軽度の意識障害（JCS 1）　　● 呼吸：28 回 / 分
● 脈拍：120 回 / 分　　● CRT（毛細血管再充満時間）：3 秒

☞ 救護所トリアージ
＊あなたは何色のタッグをつけますか？

□ 緑　　　　□ 黄　　　　□ 赤　　　　□ 黒

☞ 診断名・考えられる傷病名

□ _____　　□ _____

□ _____

☞ 必要な応急処置

□ _____　　□ _____

□ _____

Case 23 [解説]

☞ **救護所トリアージ**
- ☑ 赤

☞ **診断名・考えられる傷病名**
- ☑ 腹部開放性損傷
- ☑ 腸管脱出

☞ **必要な応急処置**
- ☑ 創部の被覆処置………【p.146「脱出臓器の被覆」参照】
  乾燥を防ぐため、ラップ材やきれいなビニールなどで脱出した腸管を愛護的に覆い、その上からガーゼ等で保護する

POINT

軽度の意識低下が認められ、CRT は 3 秒と循環動態は不良であることから、早急な手術処置が必要である。

解剖学的所見で明らかな腸管の脱出がみられるが、外見だけでは損傷は腸管のみかどうかわからない。腹部開放性損傷の場合は、外からはみえない内部臓器の損傷も疑う必要がある。

Case 24

地震発生時、揺れとともに書棚より重い本が落ち、額と鼻に本の角が当たった。
顔面に擦過傷と腫脹、出血がみられる。鼻骨部の激痛を訴え、「早く治療して！」と叫んでいる。

[バイタルサイン]
●意識：清明　　●呼吸：18 回 / 分　　●脈拍：78 回 / 分
● CRT（毛細血管再充満時間）：すぐに戻る

☞ 救護所トリアージ

＊あなたは何色のタッグをつけますか？

□ 緑　　　　□ 黄　　　　□ 赤　　　　□ 黒

☞ 診断名・考えられる傷病名

□ ＿＿＿＿＿＿＿＿＿＿　　□ ＿＿＿＿＿＿＿＿＿＿

□ ＿＿＿＿＿＿＿＿＿＿

☞ 必要な応急処置

□ ＿＿＿＿＿＿＿＿＿＿　　□ ＿＿＿＿＿＿＿＿＿＿

□ ＿＿＿＿＿＿＿＿＿＿

Case 24 ［解説］

☞ **救護所トリアージ**

　☑ 緑

☞ **診断名・考えられる傷病名**

　☑ 鼻出血、前額部内出血

☞ **必要な応急処置**

　☑ 止血処置………【p.149「直接圧迫止血法」参照】

POINT

　顔面の擦過傷と腫脹、出血から、前額部裂傷と考えられる。生理学的所見は問題ないことから、止血処置を行えばよい。

　本人は「早く治療して」と叫んでいるが、多数の傷病者が出ている災害時においては治療の優先度は低く、しばらく待ってもらうことになる。可能な限り、緊急性がないことについて説明する。

Case 25

街中で歩道を歩いていたときに地震が発生した。強い揺れとともに瓦が落ちてきて、側頭部に当たり、裂傷を負った。頭痛を訴えており、嘔吐がみられる。

[バイタルサイン]
- 意識：呼びかけで開眼（JCS 10）、その後回復し、意識清明となる
- 呼吸：15 回 / 分　　● 脈拍：70 回 / 分
- CRT（毛細血管再充満時間）：3 秒

☞ **救護所トリアージ**
＊あなたは何色のタッグをつけますか？

□ 緑　　　□ 黄　　　□ 赤　　　□ 黒

☞ **診断名・考えられる傷病名**

□ _____　　　□ _____

□ _____

☞ **必要な応急処置**

□ _____　　　□ _____

□ _____

Case 25 [解説]

☞ **救護所トリアージ**
- ☑ 赤

☞ **診断名・考えられる傷病名**
- ☑ 急性硬膜外血腫
- ☑ 頸椎骨折
- ☑ 誤嚥性肺炎

☞ **必要な応急処置**
- ☑ 口腔内吸引
- ☑ 頸椎固定………【p.142「頸椎固定」参照】
- ☑ 酸素吸入
- ☑ 創部処置
- ☑ 静脈ライン確保

POINT

　側頭部に瓦が当たっており、一時は意識が低下していたが、その後、清明に回復した。これは、急性硬膜外血腫の特徴である意識清明期（lucid interval）と考えられ、血腫が増大することにより脳が圧迫され、徐々に意識がなくなってくる。緊急搬送が必要である。

　嘔吐がみられるので、誤嚥性肺炎に注意する。

Case 26

地震が発生し、避難時にガラスの破片で手首を切った。切ったところをタオルで押さえて止血していたが、様子をみようとはずしたところ、拍動性の鮮紅色の血が勢いよく噴き出した。

[バイタルサイン]
●意識：清明　　●呼吸：20回/分　　●脈拍：86回/分

☞ 救護所トリアージ
＊あなたは何色のタッグをつけますか？

□ 緑　　　□ 黄　　　□ 赤　　　□ 黒

☞ 診断名・考えられる傷病名

□ _____　　□ _____

□ _____

☞ 必要な応急処置

□ _____　　□ _____

□ _____

Case 26 [解説]

☞ **救護所トリアージ**
　☑ 黄

☞ **診断名・考えられる傷病名**
　☑ 橈骨動脈損傷

☞ **必要な応急処置**
　☑ 止血処置………【p.149「直接圧迫止血法」参照】

POINT

　圧迫止血を解除すると拍動性の出血がみられたことから、橈骨動脈損傷と考えられる。

　活動性出血は、放っておけば短時間で生命の危機に陥るが、局所を圧迫する直接圧迫止血法により止血は容易である。清潔なガーゼ等を厚めにして傷口を覆い、圧迫し、その上から包帯か三角布等で強めに巻き締める。

　直接圧迫止血操作時に発生する疼痛や末梢循環状態を継続的に観察する。止血状態でも急変はありえるため、緊急対応ができるよう準備しておく。

106 第2章 災害現場でのトリアージ判定模擬訓練

Case 27

スズメバチの巣の近くを歩行中、地震が発生し、巣が
左右に大きく揺れたため、驚いて出てきた多数のハチ
に刺された。
全身の発疹と疼痛、嘔吐、冷汗がみられる。

[バイタルサイン]
●意識：呼びかけで開眼（JCS 10）　　●呼吸：30 回 / 分
●脈拍：102 回 / 分　　● CRT（毛細血管再充満時間）：3 秒

☞ **救護所トリアージ**
＊あなたは何色のタッグをつけますか？

□ 緑　　　□ 黄　　　□ 赤　　　□ 黒

☞ **診断名・考えられる傷病名**

□ _____　　□ _____

□ _____

☞ **必要な応急処置**

□ _____　　□ _____

□ _____

Case 27 | 107

Case 27［解説］

☞ **救護所トリアージ**

☑ 赤

☞ **診断名・考えられる傷病名**

☑ アナフィラキシーショック

☞ **必要な応急処置**

☑ 静脈ライン確保
一度に多数のハチに刺されたときには、急速に細胞外液の投与が必要である

☑ 酸素吸入

☑ 局所冷却
刺された部位が局所の場合は、冷却後、経過観察を行う

☑ 可能ならば、アドレナリン 0.3mg 筋注
アドレナリン自己注射薬エペピン® の使用もできる

POINT

　全身の発疹から、多数のハチに刺されたことがわかり、意識レベルの低下や冷汗がみられることから、ショック状態と考えられ、蜂毒によるアナフィラキシーショックと判断できる。

　日本では、蜂毒によるアナフィラキシーショックにより、毎年30人前後の人が死亡していることからも、速やかな搬送が必要である。7 〜 10月にかけて発生件数が多いといわれている。

Case 28

自宅にいるときに地震が発生し、避難所まで逃げてきた。泣きながら「怖い、怖い」と叫んでおり、興奮状態である。
呼吸は荒く、速い。手先のしびれとめまいを訴えている。

[バイタルサイン]
- ●意識：清明
- ●呼吸：35 回 / 分
- ●脈拍：90 回 / 分
- ● CRT（毛細血管再充満時間）：1 秒

☞ **救護所トリアージ**
＊あなたは何色のタッグをつけますか？

☐ 緑　　　☐ 黄　　　☐ 赤　　　☐ 黒

☞ **診断名・考えられる傷病名**

☐ _____　　☐ _____

☐ _____

☞ **必要な応急処置**

☐ _____　　☐ _____

☐ _____

Case 28 ［解説］

☞ **救護所トリアージ**
  - ☑ 緑

☞ **診断名・考えられる傷病名**
  - ☑ 不安神経症
  - ☑ 過換気症

☞ **必要な応急処置**
  - ☑ 精神的支援（安心させる）
  - ☑ 衣服をゆるめる
  - ☑ 過換気への対応
    小さめの紙袋かビニール袋を傷病者の口に当て、再呼吸させる

POINT

　興奮状態であり、呼吸は荒く速く、呼吸困難がみられるが、生理学的所見はそれ以外は特に問題ない。解剖学的所見では、手先のしびれやめまいがみられるが、それ以外は特に問題ない。呼吸数では「赤タッグ」となるが、以上のことから、不安神経症を発症し、過換気状態になっていると考えられ、「緑タッグ」と判断する。

　本人に「以前にもこんな感じで過換気になったことがありますか」と尋ね、「ある」と返答があれば、確定診断に近づく。

　不安神経症は、男性より女性に、高齢者より年齢の若い人に起こりやすいといわれている。安心できるような精神的支援を行う。また、呼吸数は数値のうえでは重症なので、本当に過換気状態のみが原因なのかどうか、経過観察は必要である。

Case 29

妊娠 36 週 4 日目の 2 回経産婦。台所で食事の準備中に地震が発生したため、外に逃げようとして滑り、転倒した。
陣痛様の発作がみられる。

[バイタルサイン]
- 意識：清明
- 呼吸：35 回 / 分
- 脈拍：100 回 / 分
- CRT（毛細血管再充満時間）：1 秒

☞ 救護所トリアージ
＊あなたは何色のタッグをつけますか？

☐ 緑　　　☐ 黄　　　☐ 赤　　　☐ 黒

☞ 診断名・考えられる傷病名

☐ _____　　　☐ _____

☐ _____

☞ 必要な応急処置

☐ _____　　　☐ _____

☐ _____

Case 29 ［解説］

☞ **救護所トリアージ**
- ☑ 赤

☞ **診断名・考えられる傷病名**
- ☑ 切迫早産

☞ **必要な応急処置**
- ☑ 安静の保持
  陣痛発作がみられること、2回経産婦であることから、分娩に移行しやすいので、搬送まで安静を保持する

POINT

　陣痛発作がみられることから、切迫早産の可能性がある。2回分娩している経産婦であることから、分娩開始から胎児娩出までの時間は短時間となる。緊急搬送が必要である。

　外部からの強い刺激により、性器出血を伴う陣痛が開始し、痛みが持続し腹部が硬いときは、常位胎盤早期剥離の徴候でもある。母子ともに生命の危険性が高いことから、継続的な経過観察が必要である。

Case 30

自転車走行中に地震が発生し、ハンドルを取られてころび、右肩から地面に叩きつけられた。
右肩が変形し、患部の痛みを訴えている。肩関節の運動ができない。健側の手で患肢を支えている。

[バイタルサイン]
●意識：清明 　●呼吸：26回/分 　●脈拍：80回/分

☞ 救護所トリアージ

＊あなたは何色のタッグをつけますか？

□ 緑 　　□ 黄 　　□ 赤 　　□ 黒

☞ 診断名・考えられる傷病名

□ _____ 　　□ _____

□ _____

☞ 必要な応急処置

□ _____ 　　□ _____

□ _____

Case 30 113

Case 30［解説］

☞ **救護所トリアージ**
　☑ 緑 または ☑ 黄

☞ **診断名・考えられる傷病名**
　☑ 右肩打撲、右鎖骨骨折
　☑ 右肩関節脱臼

☞ **必要な応急処置**
　☑ 右肩固定

POINT

　生理学的所見に問題はないが、右肩の輪郭が脱臼のため段がつくように変形している。痛みを訴え、肩関節の運動も不可であることから、右肩打撲、右鎖骨骨折および右肩関節の脱臼が考えられる。

　一次（START式）トリアージでは「緑タッグ」であるが、専門家による整復、手術が必要なため、「黄タッグ」と考えることもできる。ただし、多数傷病者の発生する事故・災害現場で「黄タッグ」が多いときは、1ランク下げて「緑タッグ」とする。

Summary

二次トリアージのまとめ

第1段階：生理学的評価

意識	呼びかけ反応なし、不穏	JCS 2桁以上	
気道	舌根沈下、気道閉塞		
呼吸	浅い・深い、速い・遅い、失調性、胸郭挙上左右差、呼吸音左右差	9回/分以下、30回/分以上	SpO_2 90%未満
循環	橈骨動脈：弱い・速い・触知不能、皮膚蒼白・冷感・湿潤、活動性出血	CRT 2秒以上 HR 120bpm以上、50bpm未満	収縮期血圧90mmHg未満、200mmHg以上
体温			35度以下

第2段階：解剖学的評価

身体所見	疑われる病態
開放性頭蓋骨（陥没）骨折	
髄液鼻漏、髄液耳漏	頭蓋底骨折
頸部皮下気腫、気管変形	気管損傷
外頸静脈の著しい怒張	心タンポナーデ、緊張性気胸
気管偏位	緊張性気胸、気管損傷
皮下気腫	気胸
呼吸音左右差	血胸

身体所見	疑われる病態
胸郭動揺、奇異呼吸	フレイルチェスト
胸部創より気泡混じりの出血	開放性気胸
腹壁緊張、腹部膨隆、腸管脱出	腹腔内出血、腹部臓器損傷
骨盤動揺・圧痛、下肢長差	骨盤骨折
大腿の変形・出血・腫脹・圧痛、下肢長差	両側大腿骨骨折
四肢麻痺	上位脊髄脊椎損傷
四肢軟部組織剥脱	デグロービング損傷

身体所見	疑われる病態
顔面の熱傷、鼻毛焼灼、口鼻腔内の煤付着、嗄声	気道熱傷
重量物挟まれ・下敷き、ポートワイン尿	クラッシュ症候群
頭頸部・体幹部・鼠径部への穿通性外傷	重要臓器損傷、大血管損傷

身体所見	疑われる病態
四肢の切断	
15%以上の熱傷を伴う外傷、顔面/気道熱傷	

第3段階：受傷機転

- 体幹部挟まれ
- 1肢以上の挟まれ（4時間以上）
- 高所墜落
- 爆発
- 異常温度環境
- 有毒ガス、NBC汚染

第4段階：災害時要配慮者

- 幼少児
- 高齢者
- 妊婦
- 障がい者
- 慢性基礎疾患がある者
- 旅行者

（日本DMAT研修資料より改変）

Voice —— 現場からの声

JR福知山線脱線事故での トリアージ体験

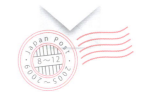

　2005年4月25日、JR福知山線脱線事故が発生した。600名を超える死傷者を出した事故現場で、私は初めて災害看護活動を経験した。この事故では、現場で医療チームによって二次トリアージが行われた結果、「黒タッグ」の傷病者は医療機関に搬送されず、病院の混乱を最小限にとどめたといわれている。

　事故後、自分の行った当日の現場での活動について悩み考えていたときに、「災害看護は看護の原点である」という言葉に出会った。いまでも私は、この言葉を自分のものにできるよう、日々臨床の現場から災害看護について考え、取り組んでいる。

　当日、医師3名と看護師の私の4名で、当院所有のドクターカーに乗り現場へ駆けつけた。当院のドクターカーは、西宮市消防の依頼でプレホスピタルに使用することもあったが、ほとんどその機会はなく、病院間の転院搬送に使用されていた。そのため、看護師の同乗システムはなく、当日私が出動することになった経緯も、救急の経験年数が長いというだけの理由からだった。そして活動内容も、現場での活動ではなく、傷病者を収容し病院へ戻るものだと考えていた。

　現場へ到着したのは、10時を過ぎていた。事故現場東側で先着隊の兵庫県災害医療センターの指示のもと、医師とともにペアとなり、ブルーシートに横たわっている傷病者にトリアージを行った。ほとんどが歩行できない傷病者で、口々に「何があったのかわからない」と言い、明らかに出血している部位も「あまり痛くない」と痛みを訴えなかった。医師が行う観察結果をトリアージタッグに記載し、何があったかわからないと話す傷病者には、大きな列車事故にあった旨を話し、痛みを訴えない傷病者には、隠れた外傷がないか注意して観察を行っ

た。

　救急隊から、事故現場西側に医療チームが入っておらず混乱しているという情報があり、医師とともに向かった。踏切を渡り走っていくと、奥からどんどん担架代わりのシートに横たわった傷病者がボランティアの手によって運ばれ、トリアージもされずに普通自動車に乗せられていた。医師と手分けしトリアージを行っていったが、あふれかえる傷病者に対応しきれない状況があった。意識はあるものの下肢を動かすことができない女性や、座ることはできているが頭部より出血している男性など、さまざまな外傷の傷病者がいた。病院への搬送はいつになるかわからなかったが、傷病者には「救急車で病院へ行きますからね」と声をかけ、トリアージを行った。

　昼を過ぎると、1両目2両目ともに、救出される傷病者はほとんどが生命徴候のない「黒タッグ」となっていた。なかには、胸ポケットの携帯電話が鳴り続けているスーツ姿の方や、損傷の激しい方もいた。明らかに亡くなっている傷病者に対してのトリアージだったので、「黒」か「赤」か悩むことはなかったが、ふだんならば病院に搬送され蘇生処置がなされるはずの傷病者に対して、トリアージをしながら複雑な気持ちになった。そんな「黒タッグ」の傷病者に対して、乱れた衣服を整え、限られた物資を使用し、プライバシーが少しでも守られるように毛布でくるみ、手を合わせた。

　この事故は早い段階からテレビなどで報道されていたが、マスコミなどのカメラが傷病者を撮影し、直接「何が起きたのですか？」と質問し、取材まで行っていた。「黒タッグ」をつけた傷病者までを撮影しており、医療活動を行いながらも憤りを感じた。警察は救助現場をブルーシートで目隠しのようにして立てかけたが、今度は事故現場に近いマンションの屋上やフォークリフトで直下の現場を撮影しようとするカメラマンもいて、いたちごっこのようになっていた。

　事故後2年近く経って、遺族の方と面会する機会があった。その際に、ご遺族がマスコミの撮影した写真を、亡くなったご家族が写っているという理由から大切に保管されている事実を知った。ご遺族にとっては、そのマスコミの写真が数少ない最期の情報だということがわかり、取材方法などに憤りを感じていたが、

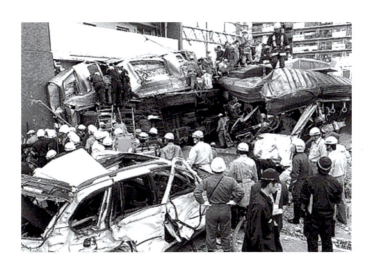

マスコミへの対応や考え方も難しいものであると感じた。

現場には、医療チームのほかに、レスキュー隊、救急隊、警察、ボランティアの方々など多職種が協働していた。当日は、看護師である自分はこの状況で何ができるのか、何をすべきなのかを悩みながら活動していた。看護師である自分にしかできないことは何か？　あまりにも大きなテーマに、何もできなかった自分に落胆し、帰院した。しかし事故後、災害急性期の看護師の役割について学ぶうちに、事故当日に自分が行った行動は看護の一部であった、と考えることができるようになった。トリアージを行いながら、少しでも不安が軽減するように声かけを行い、現場での限られた物資で安楽をはかり、プライバシーを保護することは、日頃臨床で行っている看護と共通する。「災害看護は看護の原点である」——この言葉を大切にし、これからも積極的に災害看護にかかわっていきたいと考えている。

千島佳也子（兵庫医科大学病院救命救急センター*／看護師）
＊執筆当時

Voice ── 現場からの声

遺族ケアを含めた災害医療のあり方について

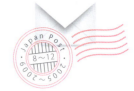

　2005年4月25日、死者107名（運転士を含む）、負傷者450名の犠牲者を出したJR福知山線脱線事故が発生した。私はそこにドクターカーで出動し、先着医療チームとして活動、トリアージという貴重な経験をした。この経験をきっかけに、「黒タッグ」と判断された傷病者家族の視点で、トリアージについて考える機会となった。

　早い段階で、傷病者は周囲の高層マンションから多くのマスコミのカメラや野次馬の人たちの目に晒されていた。まず私たちは、トリアージ活動を開始した。傷病者の数が膨大であったため、二人一組のトリアージは困難となり、一人でトリアージをすることになった。

　事故から2年が経過した頃、JR西日本の事故担当者から、事故現場に携わった看護師として3回の面談依頼を受けた。その内容はすべて、ご遺族からの希望による情報収集だった。あるご遺族は、「報道の写真には、明らかにまだ息がありそうな子が搬送される姿が写っているのに、遺体安置所で寝かされていた子には『黒タッグ』がつけられていた。タッグには何も書かれていない。顔に見覚えはないか？　最後の状態が知りたい」という申し出だった。ところが、面談のなかでご遺体の写真と黒タッグのコピーを拝見したが、見覚えはなかった。仮に、自分が記入したトリアージタッグをみせられたとしても、ご遺族に納得していただくだけの情報を覚えているとは決して思えなかった。しかし、何人ものご遺族から「最期の状況を覚えていませんか」という同様の質問を受け、その言葉はとても重く心に残った。

　このときの遺族ケアの実際としては、JR西日本の事故対応職員の方が窓口と

なり、マスコミの写真や報道などからの情報や、トリアージタッグからの情報を
たどり、事故関係者から情報を収集していた。必要なときには、現場に行った医
師より病状についての説明をしてもらうなどの調整がされていた。

　トリアージは、災害医療の最終目的である「限られた医療資源を最大限に活用
して、最大多数の傷病者に最良の医療を提供する」ために、優先順位を決定す
る技術である。救命不可能な患者に時間や医療資源を費やさないことが、ポイン
トの一つである。実際、今回の事故の現場においても、「黒タッグ」がついた傷
病者に対して十分な配慮をする余裕はなかった。

　「黒タッグ」をつけられた傷病者のご遺族は、予期せぬ突然の別れを体験する
ことになる。トリアージをされた側は、まずトリアージの現実を受け入れること
が求められるのである。心のケアという観点からみたとき、「黒タッグ」と判断
された傷病者のご遺族に対するケアの優先順位は高いといえる。

　トリアージタッグは、傷病者の重症度・緊急度を判定するツールであり、傷病
者の診療記録（現場のカルテ）でもある。「黒タッグ」をつけられた傷病者のご遺
族にとっては、かけがえのない最期の情報となるのである。よって、トリアージ
タッグの記載内容を少しでも充実させることが、私たち医療者の課題になってく
る。そのためには、少しでも「黒タッグ」のもたらす影響を知り、自分たちの担
う役割を再認識すること、記載できる時期に記載できる部分はすべて記載してお
き、現場での記載時間をむだに費やさないこと、対応した医療者は、随時わかり
えた情報をできる限り記載すること、等が大切だと考えている。

　その他、私たち医療者が現場ですべきことは、「黒タッグ」の傷病者に対する
尊厳のある扱いだと思う。マスコミ・一般市民の目に晒さないこと、そのような
配慮が、結果的にご遺族の不必要な混乱や誤解の軽減につながるということを
知っておく必要がある。「黒タッグ」の傷病者のご遺族への配慮は大切である。

　また、災害現場で活動する救援者（医療者）側のストレスも忘れてはならない。
救援者のストレスには、①累積的ストレス、②基本的ストレス、③危機的ストレ
スの3種類があるといわれている。発災直後、現場活動にあたる医療者が体験し
たストレスは、③の危機的ストレスであったと思う。一人でも多くの救命可能な

遺族ケアを含めた災害医療のあり方について　121

傷病者を救うために過酷な判断を迫られ、「黒タッグ」をつけた医療者も大きなストレスを受けているのである。

生死にかかわる責任を担うトリアージを行うには、医療者側も、平時からトリアージに関する知識をもち、訓練を行い、トリアージに関する明確な基準を知っておかなくてはならない。トリアージという言葉だけではなく、その本来の意味を社会に認知してもらう必要もある。平時から私たち医療者が、それを認知してもらえるよう働きかけることも大切であると思う。

事故後の面談は、ご遺族の怒りや悲しみが十分に表出できる対象が望ましく、危機的ストレスを体験した医療者との直接面談は、お互いにとって望ましくないといえる。実際に私もJR西日本の事故担当者の方と面談をしたが、これがご遺族当人であれば、躊躇し、断っていたと思う。それは、自分が実際のことを話したことで、余計にご遺族を傷つけてしまうのではないか、カウンセリングなどの専門的知識を身につけていない者が対応することが、ご遺族にとって望ましくないのではないか、という思いからである。

現在、新たな遺族ケアに対するシステムも動き始めている。米国では、災害派遣医療チーム（DMAT）の特殊チームとして、1990年代前半から、災害死亡者家族支援チーム（DMORT）が活動している。災害現場に駆けつけて遺体の識別・修復・遺族への説明を引き受ける活動をするチームである。日本においても、JR福知山線脱線事故以降、2006年10月に、神戸赤十字病院心療内科の村上医師を中心に第1回DMORT研究会が開催され、現在、さまざまな問題を抽出している段階である。

災害現場における医療チームの役割は、「限られた資源で最大多数の命を救うこと」である。私たち医療者は、この役割を再認識しておく必要がある。災害時、現場で救命活動をするメンバーと、遺族対応を行うメンバーは分けるべきだと考える。遺族対応のためのシステムづくりは、今後の課題といえるだろう。

安井美佳（元・兵庫県災害医療センター／看護師）

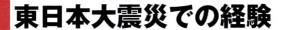
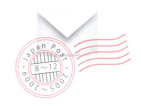

Voice ── 現場からの声

東日本大震災での経験

　2011年3月11日に発生した東日本大震災は、マグニチュード9.0というわが国の観測史上最大の地震で、死者15,894名、行方不明者2,562名（警察庁発表、2016年3月10日時点）という未曾有の大災害であった。

　私は災害派遣医療チーム（DMAT）として、災害発生直後から数日にわたり活動した。仙台市内の参集拠点に最先着で到着し、参集するDMATの配置決めやシフト作成など、参集拠点本部での活動や、救急外来や赤・黄・緑エリアなどでの病院支援を行った。また、骨盤骨折や脊椎損傷などの患者をドクターヘリで近隣県へ搬送するために、仙台市内の医療機関から霞目(かすみのめ)駐屯地まで救急車を運転して患者搬送するなど、多くの経験をした。今回は東日本大震災で活動した経験のなかから、強く心に残った活動についてまとめたいと思う。

✣1── 参集拠点本部で活動しているDMATへの支援

　災害発生時、山形県立中央病院では、患者や避難者のための食料は備蓄されていたが、職員の分までは備蓄されていなかった。そのため、DMAT派遣の準備のなかで食料の準備がいちばん困難であった。院内の売店でパンを購入するなどして対応したが、思うように集まらなかった。途中のコンビニなどで調達していこうと考え、十分に準備できないまま出動した。出発してみると道路は大渋滞で、早く到着することを優先したため、食料を調達することはできなかった。私たちと同じように近隣他施設のDMATも、食料不足のまま被災地に入ったのではないかと思う。

　災害発生から2日経った13日、参集拠点本部で活動しているDMATにおにぎ

東日本大震災での経験　123

りの差し入れをいただいた。かなりの数のおにぎりで、災害発生後に準備するのは大変だったろうと思いながら食べた。食べ終わったところで、参集拠点本部長から、霞目駐屯地のStaging Care Unit（SCU）[*1]で活動しているDMATへおにぎりを届けることを指示された。私は一つ仕事をもっていたので、その仕事を済ませてからでよいと思い、「この仕事が終わったら行きます」と本部長に答えたところ、本部長は「その仕事は少し遅れてもいいから、すぐ行って」と厳しい口調で言った。私がもっていた仕事も優先度の高い仕事だったので、不思議に思いながら車両におにぎりを積み、SCUへ向かった。SCUに到着し、挨拶してテント内に入った。患者は一人もおらず、非常に重苦しい雰囲気だった。そのテントで訓練などでよく顔を合わせる隊員を見かけたので、声をかけた。その隊員は、元気がなく表情も暗かった。「どうしたの？」と質問しても、返事だけで何も語らず、黙っていた。参集拠点本部からおにぎりを持ってきたことを伝え、早々にSCUを後にした。後日聞いた話だが、その隊は最小限の食料だけで被災地に入り、救護所での活動を任され、寝泊りも救護所だった。寒さと疲労・不安に加え、空腹から隊のコミュニケーションがうまく取れなくなったようだった。

　参集拠点本部長は、抱えている多くの仕事のなかで、救護所で活動する隊の情報を得て、最優先に対応しなくてはならない事項と判断し、真っ先に対応するように指示したのであろう。私もこの活動は優先度が高いものだったと思っている。救援者の立場で支援に来て、被災者以上の困難な状況に陥ることもあるのだと痛感した。特に、食料は事前に準備しなければならない。当院では、東日本大震災の経験を活かし、職員用の食料も備蓄されるようになった。2016年の熊本地震では当院DMATも派遣されたが、資器材とともに数多くの食料を持参し、活動した。

✳2──霞目駐屯地SCUでの活動

　地震発生後、石巻市および南三陸沿岸の被害情報があまり入ってこなかった。被害状況把握のため、参集拠点本部からDMAT数隊を派遣し、情報収集に努めた。時間経過に伴い、宮城県庁などから、石巻市立病院や石巻赤十字病院など

の医療機関が孤立しているといった多くの情報が入ってきた。

　患者や災害時要配慮者を、孤立している石巻市内の医療機関や避難所から石巻運動公園経由でSCUまで自衛隊のヘリコプターや救急車で搬送し、仙台市内の医療機関や避難所へ収容する計画が立てられた。霞目駐屯地には、3月12日からSCUが立ち上げられており、ドクターヘリなどで隣県への患者搬送活動が行われていた。

　地震発生3日目の3月14日早朝、SCUへ向かった。また、地震発生直後から活動を始めて、この日が3日目だったことから、交代のための第2班の派遣も決まり、SCUで合流することになった。霞目駐屯地には医療用として計6張のテントが設営されていた（うち1張は日本赤十字社の国内用緊急対応ユニット［dERU］のもの）。本部用に1張、緊急治療群（赤：Ⅰ）用に1張、準緊急治療群（黄：Ⅱ）用に日赤dERUを含め2張、軽症群（緑：Ⅲ）用とスタッフ待機用に各1張のテントを使用することになった。SCUで活動するメンバー全員が参加し、ミーティングを行った。第2班と合流した当院DMATは、準緊急治療群のテント1張を担当することになった。また、当院DMAT2隊のみでは看護師およびロジスティクス*²が足りなかったため、他施設のDMAT隊員が1名ずつ加わり、混合チームで対応することになった。

　搬送された患者の流れは以下のとおりである。自衛隊のヘリコプターから搬出後、歩ける患者は独歩で、歩けない患者は自衛隊員が担架でトリアージポストまで搬送する。看護師2名が組んでSTART式トリアージを行い、緊急度・重症度を判定する。緊急治療群（赤：Ⅰ）と準緊急治療群（黄：Ⅱ）の患者は各テントへ収容し、必要な処置を行い、SCU本部に情報をあげて収容先を決定し、搬送する。軽症群（緑：Ⅲ）の患者はテントに収容するか、救護所へ行く場合はバスなどの車両へ移動し、搬送することにした。

　担当となったテントには簡易ベッドが12床と、奥には暖房のための大型のストーブが配置されていたが、医療資器材はほとんどなかった。まず私たちは、持参した資器材を、患者および医師・看護師の動線を考えてテント内に配置した。モニターや酸素など数の少ない資器材をどのように配置するかを、医療者全員で

東日本大震災での経験　**125**

話し合い、患者の受け入れ準備を整えた。

　昼過ぎ頃、石巻からヘリコプターが出発したという情報が入り、各自担当の配置についた。自衛隊のヘリコプターが着陸し、患者が担架や独歩で搬出され始めた。トリアージ担当の看護師がトリアージを行い、緊急度を決めていった。石巻ではトリアージタッグがなかったためか、前腕に患者情報が記載されていた患者や、紹介状を持参してきたが封筒の氏名と紹介状の中身が違っている患者などがおり、現地の混乱が伝わってくるようだった。

　準緊急治療群のテントに収容されると、ロジスティクスが患者氏名などの情報を収集し、ホワイトボードに記載していく。医師の診察を受けて必要な処置を行い、SCU本部へ状態を報告し、入院先や入所先を決定する。患者の収容先が決定すると、状態に合わせて救急車や民間救急車などで搬送する。この流れを繰り返し行った。搬送される患者は準緊急治療群が多く、症状は軽度の脱水や低体温だった。私たちの主な活動は、トリアージタッグの記載、輸液確保や保温、身の回りの援助だった。収容される患者の多くは高齢者で、難聴だったり、頻尿のため尿瓶の調達に奔走したり、入院先へ搬出しようとしたらトリアージタッグがなく、探したところ患者自身がバッグの中にしまっていたりと、日頃DMATの訓練で経験していた状況とはかなり違っていた。しかし、被災者によりよい支援をしたいと思い対応した。20時を過ぎ一段落したところで、私たちは第2班に今後の活動を任せ撤収した。

　東日本大震災では、いままでにできなかった経験を数多くすることができた。今回の活動で強く感じたことは、DMATは医療救護班であり、求められるニーズがあればそのすべてに対応しなければならない、ということである。

　　　　　　　　　　　　　　　　　　　　髙村将志（山形県立中央病院／看護師）

＊1　Staging Care Unit（SCU）とは、「大規模な災害が発生した際に、傷病者を航空機で被災地外に搬送するために空港や自衛隊基地など（広域医療搬送拠点）に臨時に設置される医療施設。患者の症状を安定させるための処置や搬送のためのトリアージを行う」とされている。
＊2　災害医療において、情報収集、連絡、調整、記録などを行う業務調整員。

Voice ──現場からの声

東日本大震災時のトリアージ
──岩手県立大船渡病院の経験から

　岩手県立大船渡病院では2004年以来、災害医療に理解ある当時の病院長の協力により、災害医療時の体制全般について整備を開始し、毎年、必要な災害時の医療訓練を地域の保健所、消防、市や町、病院などを取り込み、実施してきた。そのなかで、病院の災害時体制のトリアージエリア、患者の導線・搬送法、赤・黄・緑・黒エリア、さらに避難者の避難場所についても、病院の構造を考慮したうえで決定した。また、それらの担当職員（医師・看護師・事務職員など）も、あらかじめ内容を詳細に設定するのではなく、事前設定を公表せずハーフブラインドとし、直面した事態について、マニュアルを元に自分の頭で考えて対処する訓練を行ってきた。

　トリアージの意味・方法、区分による搬送手段、搬送場所、搬送係の役割について徹底した繰り返しの訓練により学習しており、各担当係は年ごとに熟練度を増し、災害医療体制発動時の自己の役割について十分な理解をもつに至っていた。

　2011年3月11日14時46分、東北地方太平洋沖地震発生（大船渡市は震度6弱）を受けて、数分後には"災害医療体制"の発動を宣言し、トリアージエリアを含めた災害医療部署が立ち上がった（図1）。

　発災後に搬送され、あるいは自力で受診した患者は3月11日の発災から災害医療体制解除とした3月14日未明までで（内服薬

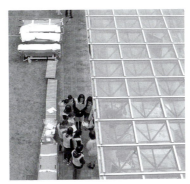

[図1] 災害医療部署の立ち上げ
　　　（トリアージポスト）

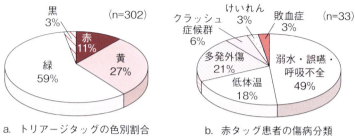

[図2] トリアージの結果（2011年3月11日〜3月13日）

流出のための処方のみの受診を除き）302名に達した。内訳はタッグのカテゴリー別に、赤＝33名（11％）、黄＝83名（27％）、緑＝177名（59％）、黒＝9名（3％）、であった。赤タッグの患者の傷病内容で最も多いものは溺水・誤嚥・呼吸不全（津波肺）で、49％を占めた。多発外傷が21％、低体温のみが18％であった（図2）。

14時46分発災、15時20分頃に大船渡市には最大波が到達（推定波高12〜14 m）したが、15時21分に最初の負傷者が受診した。これは地震で逃げる際に転倒したことによる手の挫創、あるいは上肢の骨折などであった。津波による負傷者は16時32分が最初の搬入であった。その後3月12日朝まで、溺水、低体温、多発外傷などの者が搬入された。

搬送は、陸前高田市内からも海抜100 m前後を走る三陸自動車道を経由して行われた。マニュアルと訓練どおりに、病院前の屋根付き歩道で一次トリアージ（START法）を実施した。黄・緑タッグの方は待合ホールに誘導、赤タッグの方は搬送されてきた車のまま救急センターに搬入した。災害時カルテは、トリアージタッグにデータを重複せずに記入できるようにあらかじめ紙ベースでA4サイズ1枚のものを作成しており、訓練でも使っていたため、これを使用した。

夜間になると、津波に巻き込まれて救助された方々が暗闇のなか、救急車や消防団のポンプ車、自家用車などで当院に運ばれてきた。黒タッグの方は目・鼻・耳・口中のみならず全身を泥で覆われたり、塞がれたりしており、水温7.2℃の海水に長時間浸かっていたために体は氷のように冷たく、すでに硬直していた。

そのような状態の方はSTART法に従ってトリアージするというよりも、口中を塞ぐ泥のため気道確保をしても、長時間停止していた自発呼吸の再開は不可能と判断した時点で黒と判断し、タッグをつけ、あらかじめ決められた収容場所である機能訓練室に安置した。その後、取り決めどおり、病理科医師立ち合いのもとで警察の検案を受けて死亡の診断を行い、市の指定遺体安置所に搬送した。3月11日19時までに7名、その後、発災24時間以内にさらに2名、計9名の黒タッグの方が搬入された。

　赤タッグの方も同様に低体温だったり、口鼻〜気道内を泥で塞がれていたり、全身いたるところに外傷がみられる方が多く、このような状態の方を初めてみる医師・看護師・その他の職員の心を乱したに違いない。こうした実災害時にも平常心で対応できる心構えを訓練時に培っておくことが大切である。

　トリアージから治療までの流れは、一見、訓練どおりに行われているようにみえた。しかしトリアージタッグを確認すると、未記入部分の多いタッグが多数みられた。傷病者が一気に押し寄せた状況ではなく、タッグ記載の余裕はあると考えられたが、後にトリアージポストの係にそのときの状況を聴取したところ、その原因は以下のごとくであった。トリアージ担当責任者が行く先を告げず不在となることが多く、またタッグを記載する訓練を受けている事務職員が本部に知らせずに他の部署に移動して別の仕事をし、訓練を受けていない職員にタッグ記載を任せていたことなどが判明した。このために記載不備のタッグが多数存在することになった。やはり実災害では、訓練どおりのことが行われていなかったのである。こうしたことの根底には、自分の行うべきことは何か、守るべき部署は何のためにあるのか、という根本的な理解の欠如があったのではないであろうか。

　今回、教訓として、実災害時に訓練を受けた者が、自分の定められた部署の仕事を全うするとは限らないということを学んだ。また、配置された場所を移動する場合、部署の他の担当者あるいは災害対策本部にそのことを伝えないということが、必ず起こりうるということがわかった。したがって、こうした場合のバックアッププランを設けておくことが必須だということである。最も肝要なことは平常心で事を行うことであるが、人はさまざまで、いざとなると平常心を失う者

もいるという考え方が前提として必要なのであろう。具体的には、もし自分が担当部署を離れる場合には、必ず同じ部署の他の人に行先を告げ、帰ったらそのことを同じ人に報告する、という縦の指揮命令系統を理解しておくこと、またタッグ記載については、記載訓練を可能な限り多くの者に経験してもらい、そのなかから交代で記載係を務めるようにする、などであろうか。訓練でしていないことは、実災害時にすることは不可能だ、ということが先人からの教訓として存在することを再確認すべきである。

東日本大震災以降、日本列島は地震や火山噴火の活動期に入ったといわれ、2016年4月には熊本地震という大災害が起きており、病院において日頃から訓練として行っておくべき内容は明らかである。日本に住む限り、必ずいつかは自分の住む場所が何らかの災害に見舞われることは避けられない。そのときに何とかしようと考えても、訓練でしていないことはできない。つまり、死に瀕した人々を救うことはできないのである。トリアージは、救える傷病者を救うためにある評価法であることを理解し、その担当になった場合、その役割を十分発揮することが傷病者の救命を可能ならしめることを肝に銘じておく必要がある。日頃の災害医療への意識と訓練の実践、実災害時活動の覚悟が、最も大事なことである。

【補足】JR福知山線脱線事故においてはトリアージ区分の赤は7 ～ 15％であり、災害種別は違うものの、東日本大震災時の大船渡病院でも赤は11％であった。種々の災害時に生じる赤タッグ患者の割合はこの範囲である（当然例外もあると思われるが）、という基礎認識をもちつつ対応を準備し、実行する必要がある。それぞれの災害で異なるのは負傷者の総数であり、その総数（活動開始前に発生していると考えられる負傷者数）を状況に基づき予測することが重要である。

山野目辰味（岩手県立大船渡病院救命救急センター／医師）

● 参考文献

1）山野目辰味：東日本大震災岩手県沿岸南部での災害保健医療活動記録．
https://20110311strokeinkesen.jimdofree.com/
2）小針かなえ：検証3・11　災害医療─誰が大規模災害から命を守るのか．竹書房，2015.

Voice —— 現場からの声

熊本地震における熊本赤十字病院での活動経験とその後の取り組み

　2016年4月14日の前震時、私は大学院の講義を受講するため広島にいた。1年前より日本赤十字広島看護大学の災害看護専門看護師課程にて、災害看護について学んでいたからである。

　同日21時26分、私は広島で少しの揺れを感じた。この地域での地震はあまりないので、どこか違う地域が震源地だと思った。そのため、近年予想されている南海トラフ地震がついに発生したかと思い、テレビの地震速報を待った。数分後、私はテレビ速報のテロップに驚愕した。なぜならば、現れたテロップは予想もしていなかった、わが街「熊本・震度7」であったからである。

　私は災害に関して学んでいたので、震度7の地震が1995年以降では、阪神・淡路大震災、新潟県中越地震、東日本大震災の3回しか発生しておらず、その被害の大きさも理解していた。そのため、熊本にいる家族、友人、病院スタッフの安否を非常に心配した。というよりも、漠然と皆の「死」を意識した。

　その数分後に、熊本中心地の映像がテレビに映し出された。そこに映し出された光景は、阪神・淡路大震災時のようなビルや高架橋が倒壊している映像ではなかった。そのため、家族がいる自宅も病院も大丈夫だろうと安堵し、家族へ何とか連絡を取ろうと携帯電話にかけ続けた。やはり携帯電話は通じなかったが、テレビ報道でSNS（social networking service）システムを使用した通話が可能という情報を得たので、すでに登録していたSNSの電話に切り替えた。すると、すぐに家族とテレビ電話で通話することができた。携帯電話の画像越しの妻は、余震のなか子どもを気丈に守っていた。私は、「すぐ近くの小学校に避難所ができるはずだから、そこに避難するように」と伝えて、いまから私も熊本へ帰るこ

とを伝えた。

　家族と連絡が取れたことで一安心した私は、いかにして震度7の地震が起きた熊本に帰ろうかと考えた。すでに時刻は23時を過ぎている。バスや新幹線は動いていない。明日の朝まで待ったとしても、熊本まではバスも新幹線も動かないと判断し、大学院の同級生に車を貸してもらおうと連絡を取った。

　すると、その同級生は、私からの電話があることを予測し、すでに車の準備をしてくれていた。それだけではなく、水・食料、トイレットペーパーなどを購入し車に積んでくれていたのである。「もつべきものは友」だと、本当に思った瞬間であった。

　私は、車を借りて一路熊本へと向かった。熊本への道中、数多くの消防・警察の救急車両がすでに熊本をめざしていた。熊本に近づく頃には、高速道路はそれらの赤色灯で数キロメートルに及び浮かび上がっていた。これは異様な光景であったが、熊本への支援がこんなにも早く行われているのだと心を打たれる光景であった。

　4月15日の6時頃、広島を出て6時間ほどで家族が避難している避難所へと到着した。体育館の中で自分の家族が寄り添っているところを見つけ、思わず抱きしめ、無事を喜んだ。道中のサービスエリアで購入した飲料水と食料を渡して、実家に行くように話し、病院へと向かった。

　病院に到着後、所属部署へ行くと、災害派遣医療チーム（DMAT）の活動拠点本部ができているという情報を得たため、救護服に着替えDMAT活動拠点本部が展開されている部屋へと赴いた。そこにはすでに多くの隊が参集しており、当院の医師・看護師が本部活動を行っていた。約70のDMATが参集していたため、DMATの迅速性・機動性の素晴らしさに感嘆した。また、参集しているDMATのなかには、研修でともに学んだ隊員や友人など多くの顔見知りがいたため、安堵感とともに心強さを感じた。

　その後、私は医師とともに本部活動の調整を担うこととなった。本部活動を専門にしている統括DMATと協働して、熊本赤十字DMAT活動拠点本部の活動を行った。その日は、参集・活動しているDMATの把握や被災地内病院の被害

状況の確認、病院支援、病院避難、患者搬送に伴うDMATの調整に奔走した。夜には自身の活動を終え、帰宅した。

そして、4月16日1時25分、震度7の本震が起き、私は被災した。

ドンと突き上げるような感覚を抱いたと同時に激しい横揺れが襲った。私はすぐに隣に寝ている家族に覆いかぶさった。揺れが少し収まってから、家族全員に屋外に避難するように伝え、子ども二人を両脇に抱えて屋外へと避難した。非常に強い余震が起こるなか、家族を落ち着かせて妻の両親に任せ、私は病院へと向かった。このような非日常のなかで、不安でたまらないであろう家族には非常に申し訳ないと思いながら、後ろ髪をひかれる思いで病院へと向かった。

病院では、前震後に当院の災害マニュアルどおりに災害対応をしていた救急棟が停電するという緊急事態が発生しており、救急外来は騒然としていた。そのようななか、多くの傷病者が来ることが予想され、診療エリアの本館への移動が余儀なくされた。これはマニュアル外の活動である。しかし、日頃の訓練の成果であるのか、数時間後には診療エリアの動線を考慮したゾーニング*¹がなされ、多数傷病者を受け入れ、一人でも多くの命を救う医療・看護が提供されていた。

私は当院DMATの医師より、「多数傷病者受け入れエリアに、当院に宿泊していたDMATを支援に入れるので、その調整をしてほしい」との指示を受けた。そのため、トリアージエリア、赤エリア、黄エリア、緑エリアに計7隊のDMATの配置調整を行った。その調整を行いながら、病院診療統括班での患者搬送調整や、病院対策本部とDMAT活動拠点本部との調整活動を行った。このように、私は病院全体を走り回っていたため、当院のスタッフがそれぞれのエリアで被災者に対し、災害時の混沌とした状況下でも創意工夫を凝らした医療・看護を提供する姿をみることができ、当院のスタッフの対応の素晴らしさに感動を覚えた。

当院は、4月14日の前震から4月18日の朝まで、合計1,397人の患者を受け入れている。

本来、多数傷病者を受け入れる救急棟が停電したため、本館へ移動して災害診療を展開するという緊急事態を経験した。これは、当院のマニュアルには載っていない活動である。このマニュアル外の災害対応を円滑に行うことができたの

は、平時から災害対応の研修・訓練を行い、また多くの職員が救護活動を経験していたため、職員の災害対応の経験知が蓄積されており、その経験知に基づく柔軟かつ的確な判断ができたからだと実感している。さらに、それを少数の職員だけでなく、多くの職員が行えたことで、さまざまな問題が発生しながらも、基幹災害拠点病院[*2]としての役割を担うことができたのではないだろうか。

加えて、熊本赤十字病院だけの対応ではなく、全国の赤十字やDMAT、他の災害救援団体による支援、自衛隊からの給水活動、さまざまな団体からの救援物資支援など、多くの団体から心温まる支援を受けることができたため、このような活動ができたと考える。

熊本地震後は、この経験を後世に伝えるために「熊本地震 熊本赤十字病院の活動—大地震の教訓と未来への提言」を作成した[*3]。この記録集は、熊本地震前までの備えをもって当院がどう対応したのか、結果としてどうだったのか、どのような教訓を得たのかをまとめてある。そして、その教訓をそのままにするのではなく、その教訓を生かした災害時事業継続計画（Business Continuity Plan）[*4]を作成し、災害対応に関するPDCAサイクルを実践し続けている。

これからも、被災を経験した災害看護専門看護師として、そして人として、被災した方々に心から寄り添い続けるとともに、熊本地震で得た教訓を生かし続ける努力をし続けようと思っている。

小林賢吾（熊本赤十字病院／災害看護専門看護師）

[*1]　災害医療において、より多くの命を救うために、被災者の動線を整理し、救助救護活動を効率的に行うことを目的に、場所を区分けすること。
[*2]　災害時医療救護活動の拠点として地域の医療機関を支援する災害拠点病院のなかで、地域災害拠点病院の機能を有し、各都道府県の災害医療の中心として訓練・研修機能をもつ病院のこと。災害発生時、災害拠点病院間の患者搬送およびDMAT・医療救護班の派遣調整という役割を担う。
[*3]　熊本赤十字病院のホームページから閲覧可能。
https://www.kumamoto-med.jrc.or.jp/facilities/close_up
[*4]　自然災害やテロ、システム障害など危機的な状況に遭遇したときに損害を最小限に抑え、重要な業務を継続し早期復旧を図るための計画のこと。

Voice —— 現場からの声

護衛艦「いずも」での DMATとの災害訓練を実施して

　海上自衛隊は大規模な地震・津波などによる災害において、沿岸被災地への支援が期待され、以前から災害に対する備えと訓練を実施してきている。そしてこれらの訓練は阪神・淡路大震災、スマトラ沖地震、東日本大震災などの経験を踏まえ、かなり確立されたものになってきている。艦艇を使っての大規模災害対処訓練は、近年、海上自衛隊のみの訓練から、各自治体と協力した訓練へと、より高度な共同訓練へと進んできている。また、阪神・淡路大震災以後は災害派遣医療チーム（DMAT）が結成され、DMATとの訓練も活発になってきており、年に数回、各地・各艦で訓練が行われている。

　護衛艦「いずも」（図1）は2015年3月に就役した248mの全通甲板をもつ最新鋭の護衛艦である。これまでの護衛艦と比べ、指揮通信能力・輸送能力・医療能力を向上させ、より多用途に活用できる艦として仕上がっている。特に医務区画は広く、33床のベッド数に加え、手術室、集中治療室、歯科室などの設備

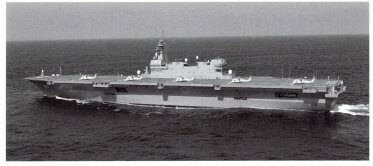

［図1］護衛艦「いずも」

があり、充実している。またヘリコプター9機を搭載でき、高い輸送能力を備えている。この就役したばかりの「いずも」を使って、2015年9月に内閣府・日本DMATとの訓練、東京都・東京DMATとの訓練と二つの災害医療訓練を実施した。二つの訓練ではそれぞれ多くのDMATが乗艦し、海上自衛隊医療チームと共同で傷者収療訓練を行った。

海上自衛隊医療チームとDMATは、海上自衛隊医療統制官、統括DMATのもと、CSCATTT（p.5参照）の原則に則ってチームビルを実施し、態勢を整えた。

想定被災地で一次トリアージ実施後、ヘリコプターにて搬送されてきた傷病者は、「いずも」の特徴である広い艦内のヘリコプター格納庫に運搬され、海上自衛隊医療チームとDMATが共同して二次トリアージを実施し、ヘリコプター格納庫内に設けられた各治療エリアに収療した。それぞれの治療エリアにも海上自衛隊医療チームとDMATが配置され、共同して処置にあたった。さらに高度な医療が求められる場合は、手術室、集中治療室を備える医務区画へ運搬し、安定化処置にあたり、それぞれがその持ち場を適切に運用し、円滑に傷病者処置が実施できた（図2）。

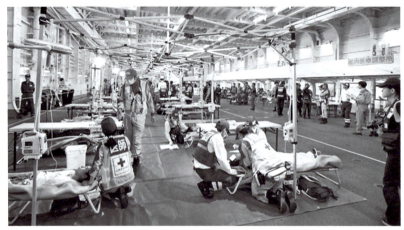

［図2］海上自衛隊医療チームとDMATによる傷者収療訓練の様子

円滑にみえる傷病者の収療態勢だが、ここまでに至るには多くのDMATとの訓練の積み重ねがある。DMATら医療スタッフとの訓練は、組織の違い、使用用語の違い、指揮通信系の違いなど、多くの問題があった。特にC（communication）の情報伝達については、自衛隊という特殊な組織からくる保全の問題などがあり、DMATは思うような通信連絡ができないこともあった。しかしこれも訓練回数を重ねるごとに、課題・問題をクリアし、是正されてきている。また患者情報マトリックスなどの艦内情報共有資源の共同使用については、これまでの訓練から円滑に行うことができるようになってきた。

　病院での訓練では、個人の訓練→病棟での訓練→病院全体での訓練と段階的に訓練を実施していく。個人の訓練のなかでは、災害サイクルなどの災害についての概要から、CSCATTTの原則やトリアージの知識・技術などを習得していく。病棟や病院全体の訓練では、指揮統制の訓練や通信連絡の訓練を踏まえ実施していく。訓練は個人から組織へと段階的に実施され、個人から病院、病院から自治体などと、より大きな訓練へと移行していく。

　このように訓練参加者や組織が増えるにあたっては、訓練参加者全員に災害医療についての基本的な共通認識が必要であり、それぞれの組織が適切な教育、技術の準備をして他組織との共同の訓練に参加することが望ましい。前述の海上自衛隊医療チームとDMATとの訓練においても、参加した医療者全員が、災害医療についての基本的な知識や技術をもっていたことからスムーズな受け入れ態勢、診療へとつなげていけたといえる。

　災害は地震だけではなく、多種多様な形態を呈する。それゆえに災害マニュアルだけに頼れない想定外の事態も多くあり、これまで段階的に訓練を積み上げてきても、訓練などで培ってきた知識と技術を知恵に変えて対応しなくてはならないことも多い。そして災害対応は災害が大規模になるほど、個人の熱い思いだけではなしえず、医療者個人で対応できるものでもなく、一つの病院だけでできるものでもない。医療職だけで処理できるものでは到底ないのである。もちろん自衛隊だけでできるものでもない。すなわち、一つの組織で対応できるものではないため、地域の病院、自治体や企業、他職種との連携が必要で、皆が災害に向

護衛艦「いずも」でのDMATとの災害訓練を実施して　137

き合い、力を結集することが大切なのである。「いずも」を使ったDMATとの訓練においても、決して海上自衛隊医療チームとDMATだけで物事が完結したわけではない。ここでは傷病者の運搬をしてくれた人、物品を補給してくれた人、通信設定を行ってくれた人など、さまざまな場面で多くの人たちがかかわっている。

　これらを考えると、医療者だけでなく、バイスタンダー*にも災害医療に関した知識・技術の普及が必要なのであろう。こうした背景もあり、MCLS（Mass Casualty Life Support）などの多数傷病者現場医療対応の標準コースが開催されるようになってきた。この動きはバイスタンダーに向けてさらに広がっていくものと思う。医療職に限らず多くの人が災害医療に対する知識をもち、組織的に介在できれば、その運用はより迅速に、そして適切にできるようになる。災害においてより多くの人を助けるために、ALL JAPAN！

小林雅貴（海上自衛隊 護衛艦「いずも」*／看護師）
＊執筆当時

＊　救急現場に居合わせた身近な人。発見者。同伴者。

第 **3** 章

災害現場での応急処置

［固定法］
下肢固定／頸椎固定／フレイル固定／穿通性異物固定
［被覆法］
脱出臓器の被覆／3辺テーピング
［止血法］
直接圧迫止血法／間接圧迫止血法

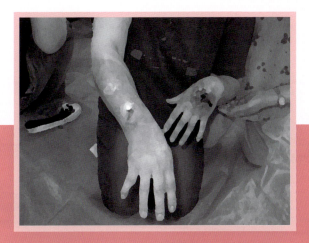

※この項目には付録動画があります。視聴方法はp.171をご覧ください。

固定法

下肢固定（大腿骨骨折の場合）

　大腿骨骨折の出血量は約1,000〜1,500mLといわれ、両側の骨折では生命に危険を及ぼすおそれがある。副子を用いた固定により骨盤の動揺を防ぎ、疼痛の緩和、出血の抑制、二次的損傷の防止をはかる。

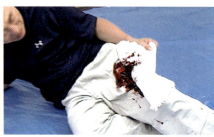
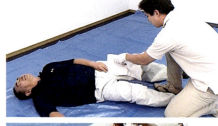
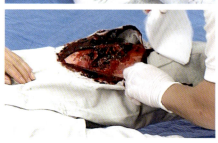
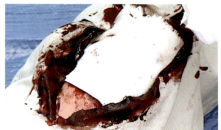

①伸展位にし、出血部にガーゼを当てる。

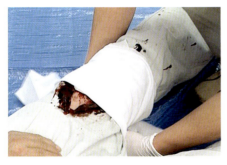
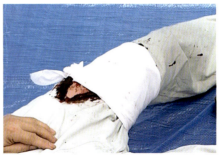

②三角布などで、出血が止まる程度に締めつける。

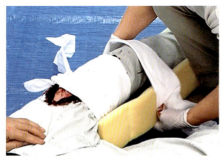
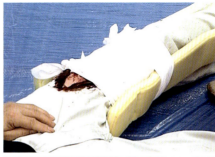
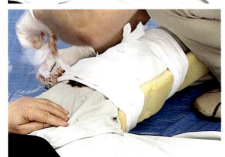
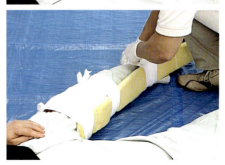
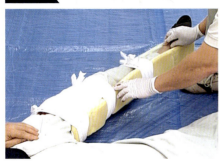

③長めの副子で足元まで固定し、骨折部の動きを抑え、痛みを緩和する。三角布の結び目は外側に。

固定法 | 141

頸椎固定（ネックカラー装着の場合）

　頸髄が損傷を受けると、呼吸が障害される。頸椎をネックカラーやバッグボードで固定し、呼吸状態の観察を十分に行うことが重要である。

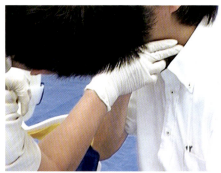

① 頭部を正中中間位（ニュートラルポジション）で保持する。
② 肩から下顎までの長さを、指の本数で計測する。

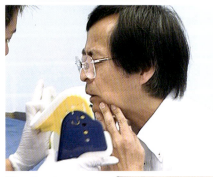

③ 計測した長さとプラスチックの下縁からホール（穴）までの長さが合う適切なサイズを選び、突起物をホールにはめる。

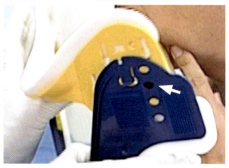

この傷病者の場合は指2本分なので、2つ目のホールにあわせている。

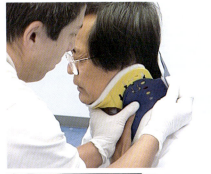

④前胸壁を滑らすようにして、ネックカラーを下顎に乗せる。

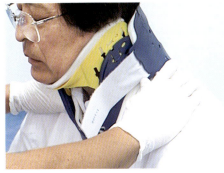

⑤後方のパネル部を後頸部に巻きつけ、マジックテープでしっかりと留める。
⑥下顎とネックカラーの下顎位置の中心が正中線上になるように装着する。

＊資器材不足の場合は、毛布で固定し、テープで留めてもよい。

 サイズの合わないものは使用しない。大き過ぎると頸椎が過度に伸展されることがあり、小さ過ぎるとしっかり固定できない。

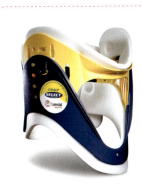

［ネックカラーの例］
スティックネックセレクト™
（レールダル メディカル ジャパン株式会社）

固定法 | 143

フレイル固定（フレイルチェストの処置）

　多発肋骨骨折による呼吸時の胸郭動揺のため、呼吸運動に伴い痛みが増強する。傷病者は痛みを和らげるため、呼吸は浅くなり、換気不良となる。
　胸郭動揺を抑え、疼痛を軽減し、呼吸を助ける処置を行う。

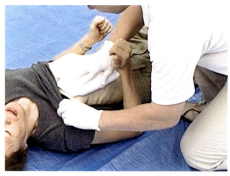

① タオルや厚手のガーゼなど軟らかい材料を折り重ねて損傷部に当てる。

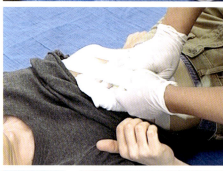

② 弾力性のあるテープで圧をかけながら、しっかりと固定する。テープの固定は体幹の半周までとする。

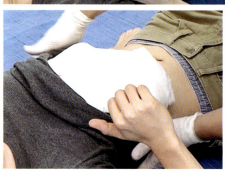

穿通性異物固定

穿通性異物（刃物など）が刺さったままの状態の場合は、それ以上深く刺さり、身体に現状以上の損傷を与えないことが重要である。

観察中や搬送中に異物が動かないよう、また救助者自身が負傷しないように、異物の固定・保護を行う。

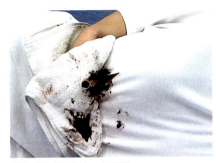

鉄筋が腹部に刺さった状態

注意! 出血が増強するおそれがあるので、刺さっている異物は抜いてはいけない。

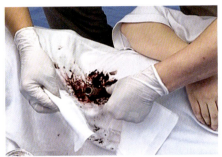
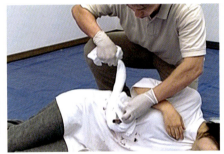

①異物の周囲をガーゼやタオルなど軟らかい材料で巻きつけ、固定する。

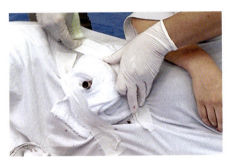
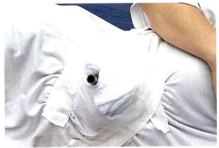

②タオルの上からテープでしっかりと固定する。

被覆法

脱出臓器の被覆（腸管脱出の場合）

　腹部に穿通創があり、異物が抜去されている場合、腹部は大気圧に比較して陽圧のため、腸管などの腹部臓器が穿通創から体表面に脱出しているケースがみられる。

　腸管は乾燥すると壊死を生じ、最終的には手術で切除しなければならなくなるおそれがあるため、乾燥を防ぐことが重要である。

 感染の原因になったり、手術の際に脱出部位を特定することが困難になるため、脱出臓器を腹腔内に戻してはいけない。

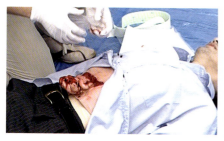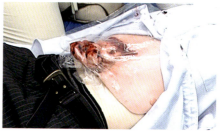

①脱出臓器を乾燥させないため、臓器をラップ、ビニールなどで覆う。

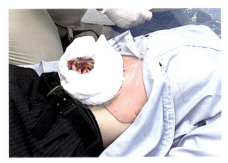 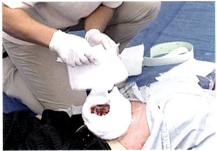

②ラップ等の上にガーゼやタオルなど軟らかい材料を置き、やさしく覆う。

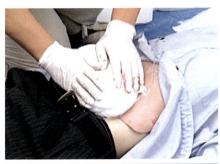 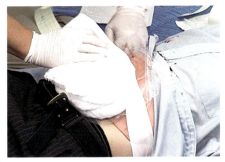

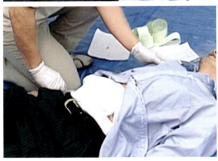

③ガーゼ、タオルの上からテープで固定する。

被覆法 | 147

3辺テーピング（開放性気胸の処置）

　開放性気胸は、胸部の穿通性外傷によって生じることが多い。呼吸に伴い、損傷部位から空気の排出（漏れているような感じ）がみられる。

　胸腔内に貯留した空気を排出し、体外から新たな空気が流入するのを防ぐため、創を被覆する。

損傷部を完全に閉鎖すると、肺損傷がある場合は緊張性気胸になるので、空気を排出できるように、全辺を塞ぐのではなく、必ず1辺は開放しておく。

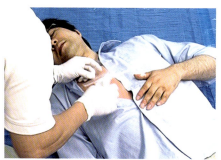 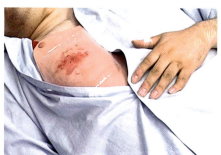

①創部をビニールやラップなどの四角いフィルムで覆う。

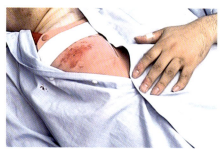 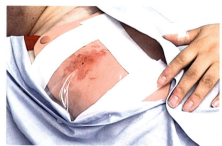

②ビニールの上から3辺をテープで止める。呼気は開放された側から排出される。血液が溜まらないように、開放する辺は下方（体側側）にする。

止血法

　大量の出血が続く活動性出血は、そのまま放置すれば短時間で生命の危機に陥るが、正しい方法で圧迫すれば、出血の制御は容易である。止血処置は、直接圧迫止血法が第一選択であるが、そのほか、出血部位よりも中枢側（心臓に近い部分）の動脈を圧迫する間接圧迫止血法や、止血帯を用いる方法がある。

直接圧迫止血法

◆ 橈骨動脈損傷の場合

　大きめのガーゼ等で、傷口を直接圧迫して止血する方法である。二次感染予防のため、処置の際には血液に直接触れないことが重要であり、必ずゴム手袋（ない場合はビニール袋などでも可）を装着して行う。

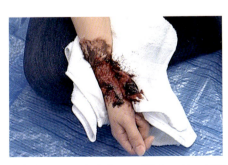
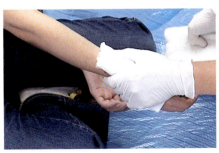

①創傷部よりも大きめの厚手のガーゼ等を当てる。

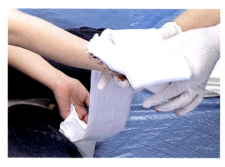
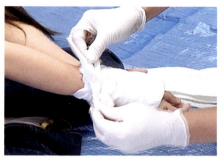

②ガーゼの上から三角布で巻いて引き締め、圧迫して止血する。止血後、三角布の両端を結ぶなどして固定する。

◆ 顔面出血の場合

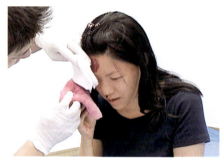
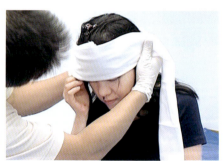

①創傷部よりも大きめの厚手のガーゼ等を当て、三角布で巻く。

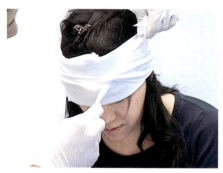
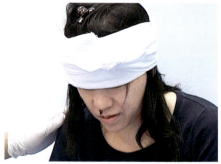

②三角布を引き締め、圧迫して止血する。止血後、三角布の両端を結ぶなどして固定する。

間接圧迫止血法

出血部位よりも中枢側（心臓に近い部分）の動脈を圧迫して、止血する方法である。

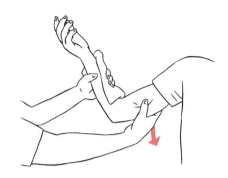

◆ 止血帯を用いた止血法

止血帯は、創傷部の上方3cm程度、健常皮膚を残した位置に巻きつけ、締める。止血帯をかけた場合は、虚血時間を考慮し、緊急圧迫を解除して数分間血液を再還流する必要があるので、止血帯をかけた時刻がわかるようにしておく。15〜20分ごとに一度はゆるめ、2時間以上は駆血しない。

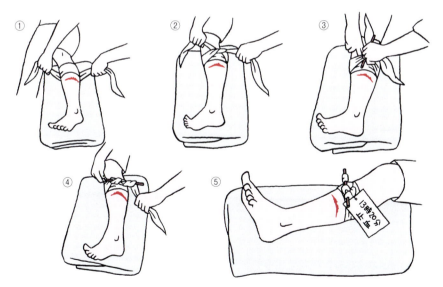

（南　裕子，山本あい子編：災害看護学習テキスト実践編，p.75，日本看護協会出版会，2007）

Pick Up

災害現場で留意すべき感染症と対応

　災害現場で被災者や救援者が汚泥の中で片づけ作業を行った際にケガをした場合、どのような感染性疾患に罹患することが考えられるだろうか。ここでは外傷後に発生しやすい創部感染、特に災害時に特異的な感染症について取り上げ、対応について記載する。

☀1──破傷風

　現在では「破傷風に罹患した」と聞く機会は少なくなり、患者数は減少傾向にあるといわれている。しかし、破傷風は外傷後に発生することの多い嫌気性感染症であり、感染すると死亡率は高い。

　破傷風菌は土壌中に芽胞状態で生息し、動物の腸内や糞便中にも存在する。東日本大震災やその後に発生した各所での豪雨災害後、被災者やボランティアが汚染した場所で泥かきなどの後片づけをした際に、破傷風の感染が確認されている。転倒したり、ガラスで手を切ったりと思わぬ傷を負う（**図1**）ことで傷から感染したり、時には動物に咬まれたことでも破傷風に感染することもある。空気との接触部分が血液凝固により塞がれると嫌気環境となり、これが増殖に適した環境となって発芽し、菌体となる。

❶潜伏期間

　3 〜 21日

❷症状

　症状は次の4段階に分けられる。

・第1期：開口障害、嚥下困難がみられる。口を開けにくくなったり、歯がかみ合

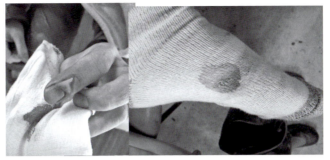
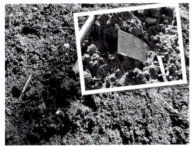

上：災害現場での受傷
左：豪雨災害後の現場

[図1] 災害現場の様子と受傷

（写真提供：宮越幸代氏）

わされた状態によって食事摂取が難しくなり、食べ物が飲み込みにくくなる。
- 第2期：開口障害が増強する。顔面筋肉の硬直・緊張のため前額にしわが現れ、口唇は横に広がり、歯牙を露出するため、痙笑（ひきつけ笑い）、破傷風顔貌といわれる皮肉笑いをしているような表情が特徴とされる。全身倦怠感、眼瞼下垂がみられる。
- 第3期：破傷風特有の後弓反張が出現する。頸部筋肉の緊張により頸部硬直となり、次第に背筋も緊張や強直となる。毒素の影響が全身の筋肉に廻り、痙攣により頸部を強く背屈させることで、その結果、後頭部と踵部しか床についていない弓を置いたような状態となる。腱反射の亢進、バビンスキーなどの病的反射、クローヌスが認められる。
- 第4期：全身性の痙攣は消失するが、筋の強直や腱反射亢進は残っている。諸症状は徐々に緩和される。

※第1期の開口障害から第3期の全身痙攣が始まるまでの時間を「オンセットタイム」という。この時期が48時間以内である場合は予後が不良であることが多い。

❸ケアのポイント

- きれいな流水で創部の洗浄と消毒を行う。
- 初期症状の訴えがあったときは破傷風を疑い、速やかに病院受診を勧める。

　東日本大震災発災後、ある女性が「おうどんが食べられない、口がうまく開かない」という理由で受診した。女性は汚泥の片づけ作業中に足にケガを負っていた。診察した医師は「破傷風」を疑い、ヘリにて埼玉県内の医療施設に搬送し、一命を取り留めたという報告がある。この事例でもわかるように、被災者本人にはケガをしたという認識が薄く、またふだんの生活で「このくらいの傷は大したことがないから」と安易に見過ごしてしまいやすい。医療従事者は、災害後は破傷風に感染しやすい環境下にあることを被災者に伝えながら、注意深く本人の訴えを聞き、観察を十分に行うことが必要である。

- 破傷風は人から人へと感染はしないが、処置をする際には自分の身を守るための防護は絶対に必要である。

❹予防

- 破傷風トキソイド接種が有効である。わが国では、1968年からジフテリア、破傷風、百日咳の三種混合ワクチン（DPT）の定期予防接種が義務づけられた（2012年11月からは四種混合ワクチン［ジフテリア、破傷風、百日咳、ポリオ］）。しかし、ワクチンの効果は10年程度といわれている。
- 被災地で活動するときや、ケガをするような可能性のある活動が予測されるときには、事前にワクチン接種することが望ましい。

＊**2**──**ガス壊疽**

　ガス壊疽菌も破傷風と同様、土壌や動物の腸管内常在菌で嫌気性菌である。土壌内では芽胞の状態で生息する。損傷を受けた傷口軟部組織からガス壊疽菌が侵入し、感染することで筋肉が壊死状態となる。筋肉を中心にメタン・二酸化

炭素などのガスが発生し、感染が全身に広がり、中毒症状を発生する軟部組織感染症である。

❶潜伏期間

感染から3日以内、多くは24時間以内

❷症状

①皮膚の下部にガスが溜まり、主に感染6～48時間後に皮膚・筋肉壊死、傷の周囲では強い疼痛、発赤、腫脹、創部からの滲出液、出血性滲出がみられる。

②心拍数・呼吸数の増加、発熱、発汗、嘔吐

③悪臭：水疱や血液混入の分泌物が多く、腐敗したようなにおいを伴う。

④腫脹した部分を圧迫すると、「雪を踏んだような感覚」や、時にはそのような音が聞こえる。

⑤病気の進行によって、毒素や壊死物資が血中に混入することで、貧血、血尿、黄疸（肝障害）、ショック、腎不全、全身への感染が広がり、敗血症、多臓器不全などを発症し、最後は死に至る致死性の感染症である。なお糖尿病、大腸がん、肝硬変などの基礎疾患がある人は発症のリスクが高い。

❸ケアのポイント

• 初期治療が重要である。まず、きれいな水で創部の洗浄を十分に行う。損傷部位を開放し、酸素（空気）にさらすことが大切である。

❹留意事項

• 適切な治療の時期を見逃すと、場合によっては外科的手術により患肢の切断が必要になったり、生命にかかわることがある重篤な感染症である。発赤、腫脹、疼痛、膿などの症状がみられるときは、即刻、病院受診を勧めるべきである。

• ワクチンはない。

　上述のように、汚泥を取り除く作業などをする際には、破傷風菌などに触る可能性が高い。したがって、破傷風やガス壊疽に感染する危険性があると考えられる。医療従事者は自らもケガなどをしないように十分な注意が必要である。

✻3──蜂窩織炎

皮膚の損傷から体内に細菌が入ることで起こる、真皮から皮下組織の広範囲な急性化膿性炎症疾患である。

❶感染原因

基本的に人間の皮膚は細菌に対して防護の役割をもっており、細菌が付着した程度では感染することは考えにくい。しかし、次のような皮膚状態であると、そこから細菌が侵入し、感染しやすくなる。

①切り傷など外的損傷がある。
②虫刺されによるかゆみがある箇所を掻く。
③アトピーや湿疹により皮膚の抵抗力が弱っている。
④伝染性膿痂疹(とびひ:図2)、白癬(水虫)などに感染している。
※蜂窩織炎は人から人へと感染することはない。

❷症状

①発赤　　⑤水疱
②腫脹　　⑥えくぼ現象
③圧痛　　⑦長期であると、関節痛、悪寒、疲労(倦怠感)なども発症する。
④熱感　　　糖尿病などの基礎疾患があると重症化することもある。

❸予防

・手指の清潔を保つことが重要である。爪を短く切り、手洗いをしっかりする。
・受傷したらすぐに石鹸を用いてしっかりと洗浄し、消毒する。
・創部がかゆくても我慢するか、上から軽く叩く。

❹観察項目

蜂窩織炎でも重症化し、時には命にかかわることがある。下記の症状・事項を確認したら、病院受診を勧める。

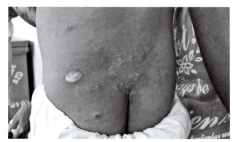

[図2] 伝染性膿痂疹(とびひ)

①発熱を伴う。

②ぐったりとだるい様子や、活気がなく全身症状がみられる。

③症状の変化が速い。

④基礎疾患があり、感染により重症化することが考えられる。

⑤経口薬や皮膚科の薬（軟膏）を用いて治療しているが、手足の慢性的な腫脹があったり、状態の回復がなかなかみられない。

⑥入院して安静にしたほうがよいとき。

＊4──熱傷後感染

熱傷は皮膚が損傷した状態で、大火災（人的災害）や地震後の二次災害による火災発生、雷による雷撃傷など、皮膚が高温にさらされたことが原因となるもの、長時間皮膚が低温状態にさらされたことが原因の低体温熱傷、また放射線や化学薬品により受傷する化学熱傷など、様々な原因が考えられる。

❶症状

熱傷の重症度は損傷の深さによってⅠ〜Ⅲ度に分けられる。

- Ⅰ度（表皮熱傷）：発赤、浮腫、紅斑、疼痛、熱感など。瘢痕は残らない。
- Ⅱ度（真皮浅達性熱傷、真皮深達性熱傷）：血漿の血管外への滲出、白色の水疱、発赤、摩擦、強い疼痛、灼熱感、知覚鈍麻など。深達性熱傷では瘢痕が残る可能性が高い。
- Ⅲ度（全層熱傷）：血管、神経の破壊、蒼白、炭化、無痛、知覚消失など。ケロイドや瘢痕拘縮が残る。

❷熱傷の評価方法

- 熱傷面積を推定する際は、熱傷Ⅱ〜Ⅲ度では受傷面積で計算する。
  成人：9の法則（p.70参照）、小児：5の法則

❸ケアのポイント

- 熱傷は広範囲になるほど全身に影響が及び、生命にかかわる状態になる。熱傷範囲と年齢の合計が100を超えると、死に至るリスクが高くなるといわれている。

例）60歳の人で、熱傷面積が体表面積の45％の場合は100を超えることから、死亡リスクが高くなる。

- 感染しやすいため、清潔操作が重要となる。
- 受傷直後は、鎮痛、消炎、浮腫緩和に向けて、流水で30分ほど冷却する。
- 特に広範囲熱傷の場合、創部からの滲出液が多く、体液が失われることから循環血液量が減少し、血圧低下などのショック状態となり、生命の危機状態となる。

❹**観察項目**

①バイタルサインのチェック

②水分出納　尿量チェック、尿比重の変化

③滲出液量の測定

④浮腫の観察

⑤意識レベル、全身状態、創部の状態

⑥食事摂取量の確認

❺**気道熱傷について**

　火災現場に遭遇した際に、高温の気体や煤を吸い込んでいる場合は気道熱傷が考えられ、徐々に気道浮腫となり、気道狭窄、気道閉塞となる危険性がある。確認は難しいが、火災現場から避難してきた、顔などに煤が付着している、嗄声があるようなときには気道熱傷を疑う。

※5──敗血症

　感染症に対する宿主防御反応の制御がうまくいかず、重要臓器の急性機能不全を併発した病態である[1]。

　敗血症診療ガイドラインでは、敗血症とは感染症に起因し、制御されない宿主防御反応に伴い急性臓器不全を呈する重篤な病態群を指す。敗血症は病態であり、疾患ではない。敗血症患者は増加しており、脳卒中の搬送数の5倍で、致死率は30％と高い、と紹介されている。

❶症状

　現場、搬送、救急外来など、感染症あるいは疑いのある傷病者に対して適応されるスクリーニング法としてqSOFAスコア（quick Sequential Organ Failure Assessment score）がある。感染症が疑われる傷病者（被災者）に簡易3項目（①精神状態の変化［意識］、②収縮期血圧100mmHg未満、③呼吸数22回/分以上）の評価を行い、2項目以上が該当する場合は「敗血症」を疑う。

❷留意事項

　敗血症はすべての感染症に関連して生じることから、診療科や専門性を問わず遭遇する可能性があるコモンな病態である[2]。医療従事者は、災害発生後にかかわることがあるかもしれない感染症と肺血症の関連性について理解しておくことが重要である。

＊

　被災後は、栄養バランスのよい食物を摂取できず、ストレス、疲弊等々から自己免疫力が低下しているため、感染症発症のリスクはより高くなる。このことは被災者（傷病者）のみならず、救援者として活動する医療従事者も同様である。自身が感染しないよう十分な事前装備も必要である。さらに、自身が感染媒体とならないよう十二分に注意して活動する。体調に変化を感じたときは、責任者に申し出て、現場から離れるべきである。

　加えて、突然降りかかった災害に遭遇し、受傷した傷病者の気持ちに常に寄り添うことを忘れてはならない。

（山﨑達枝）

●引用・参考文献

1）Singer, Mervyn et al. : The Third International Consensus Definitions for Sepsis and Septic Shock (Sepsis-3), JAMA, 315 (8) : 801-810, 2016.
2）日本集中治療学会・日本救急医学会合同作成：日本版敗血症診療ガイドライン2020，日本集中治療医学会雑誌，28（Supplement），2021.
3）北村 聖 総編集：臨床病態学 2，第 2 版，ヌーヴェルヒロカワ，2013.
4）勝見 敦：震災時に起こりやすい健康問題と予防法（3）破傷風，看護 roo.
　https://www.kango-roo.com/learning/3119/

Voice ──現場からの声

介護施設で Covid-19 クラスターを経験して得たもの

✳1──介護施設の現状

　介護老人保健施設（以下、老健）は2020年現在、全国に4,304施設開設され、275,802名の職員（医師8,479名、看護職50,301名、介護職129,219名、その他87,803名）が勤務している。

　老健は、急性期治療が一段落して自宅での生活を送るまでの中間施設として自宅での生活へ移行していくための生活支援やリハビリを中心とした施設であり、治療を中心とした医療機関とは異なる特徴をもつ。しかし、看護教育の場では老健や特別養護老人ホーム（以下、特養）での勤務経験がある教員はまれであり、学生の臨床実習も老健や特養（以下、両者併せて介護施設）で行われるものについては臨床実習の導入部分（臨床実習Ⅰ、等）であることが多い。老健は看護職が5万人以上働く場ではあるものの、同じ看護職にも介護施設での看護の実態は知られていないというのが実情であろう。

　介護施設は人員面でも業務面でも介護職員中心に運営されている。100床あたり看護職員の配置基準は老健では9〜10名、特養では3名である。利用者の状態像としては、老健の場合は急性期病院から回復期リハ病院を経由しても自宅復帰が見込めない要介護の方などであり、特養の場合は要介護3以上の重度要介護の方などのため、看護職は医療処置に追われて毎日があっという間に終わってしまううえに、何十人もの利用者の医療的な判断をその都度しなければならないという、とてもシビアな職場環境ということがほとんどであろう。また、介護施設は介護保険法に基づき身体拘束を原則禁止としていることも、医療機関との違い

である。

✳2──クラスター発生

　このような介護施設でも、COVID-19は猛威を振るうこととなった。

　当施設は他の多くの老健施設と同様に、精神科閉鎖病棟と同じく入所者は自由に外出できないように施錠されている。ご家族との面会についても直接接触しないようにテレビ電話やガラス越しでの面会を行うという対策を取っており、理論上、入所者からの陽性者は生じない状況であった。

　施設の感染症対策委員会は、隔離室開設時のガウンテクニックについて直接援助職員全員に実技を含めて毎年勉強会を実施していた。COVID-19の対策としては、認知症の入所者が過半数を占める状況のため、入所者にマスクの着用や居室内で過ごしてもらうことは困難であるという判断から、「職員がウイルスを持ち込まない」という、感染経路の遮断を中心に対策を実施していた。その対策のなかで職員の日常生活をどこまで制限するかについてはさまざまな意見があったが、施設として私生活上の制限の基準は示すものの、実行状況については介護施設に勤務するものとしての自覚に委ねる形として運営することにした。

　2020年4月に緊急事態宣言が発出された後、1年間は陽性者の発生はなかったが、第4波のピークを越えた2021年5月の第3回目の緊急事態宣言中、とうとう入所者に1例目の陽性が確認された。次々に入所者へ感染は広まり、陽性者のケアをする職員も陽性となり現場から日々離脱していった。そのため、入浴もリハも中止して食事提供と排泄介助という最低限のケアをするのみしか行えないなか、衛生物品の不足や報道の過熱により職員はどんどん不安の渦に巻き込まれていった。それでも入所者へのケアは継続していったが、出勤を拒んだり過剰にPPEを装着する医療職がいたり、何度促しても陽性者の部屋に行ってしまう認知症の入所者の対応に疲れ果ててしまい、PPE装着に手が回らず無防備のままケアに入る介護職員など、現場は混乱を来たしていった。このような状況のなか、陽性者は保健所の指示により次々入院していき、入所フロアの景色も一変してしまった（**図1**）。

介護施設でCovid-19クラスターを経験して得たもの

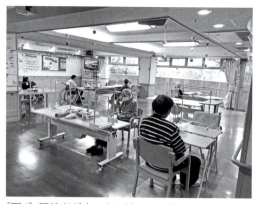

［図1］陽性者が次々と入院し、閑散とした食堂

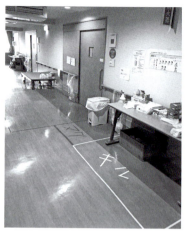

［図2］誰もがわかるように、PPE着脱場所を床にテープで表示

　不安ばかりが増大していくなか、厚生労働省DMAT事務局感染対策チームの現地派遣により、客観的な指導を受けることができた。千島チーフのラウンドにより、これまで勉強会で実施してきた感染対策は適切に実行できていないということが判明し、感染蔓延の可能性が明らかとなった(**図2**)。

　それと同じ頃、グループ病院から看護師の応援派遣が決まり、心身の両面からサポートが受けられたことで職員の不安は軽減された。計29名の陽性者を生じたクラスターは、発生から1か月後に収束を迎えることができた。

✻3──クラスターを経験して得たもの

　この経験から、前述したとおりそれまで実施してきた感染対策は適切に機能しなかったということが判明した。その原因として考えられることはいくつかあるが、最大の原因は、感染対策の方向性が間違っていたことに気づいていなかった点である。

　すべての看護職は最低でも2年以上養成機関で医学的知識を学んでいるが、介護施設の中心になっている介護職は、医療的ケアを含めて3年以上養成機関で学んだ介護福祉士もいれば、実務経験で国家資格を取得した者もおり、それ以外

にも無資格の介護職員が働いている。このように介護職の背景がまちまちという状況で、彼らに勉強会で一律に医療機関での感染対策を指導しても、それは絵に描いた餅となってしまい、実行できないものだったのだ。現場で中心的に働く介護職員からみれば、勉強会のための実技指導でしかなかったのであろう。

　この経験を生かしていくためにも、現場の声を聞いたたうえで現場に合ったルールを決めていけるように、介護施設においては介護スタッフを中心として議論を進め、そのなかで医学的知識のサポートを看護職が行う形で決めていくことが重要だと考えた。複数の疾患や後遺症を抱えた高齢者が生活する介護施設では、医学的知識がケアには必要不可欠である。しかし、医学的知識よりも、実際にケアをする介護職員の視点に立って、現場にいる職員一人ひとりの声に耳を傾けることが優先である。そして、特定の職種が一方的に他職種を指導するというような形ではなく、すべての職種は利用者へよりよいケアを遂行するone teamの一員であると考え、全スタッフの心理的安全性を確保したなかで意見交換ができるような関係づくりを進めることが大切だということに考えがたどり着いた。これが今回の経験から私が得たものである。

　　　　　　　　川野和也（立川介護老人保健施設わかば 事務長／保健師）

Voice ── 現場からの声

Covid-19 流行下での看護を経験して

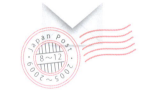

❋1 ── 特定機能病院、災害拠点病院としての備え

　私の勤務する東京医科歯科大学病院は、特定機能病院であり、災害拠点病院でもある。東京の中心に位置する本院では、首都直下型地震や東京オリンピックに備えて、2018年に「災害テロ対策室」が設立された。発災時の患者・家族と職員の安全確保、アクションカードを用いた部署での点検と報告、災害本部での情報集約と被災者の受け入れ、そして受け入れのための病床運用とスタッフの支援体制などを整備し、災害訓練は、震度7クラスの地震発生を想定して実施されてきた。2017年には、BCPの考え方を深め、発災から経時的にどのように体制を維持し医療を継続するか、病院全体として取り組んでもいる。
　私個人としては、災害とは、"近い将来起こるといわれている地震"が最も念頭にあった。

❋2 ── Covid-19の発生と当院の対応

　2019年12月に海外でのCovid-19発生が報告され、2020年1月に国内での患者報告があった際にも、漠然とした不安はあったものの、どこかまだ他人事のようにとらえていた、と記憶している。その後、瞬く間に患者数が増え、特に都内の患者数は激増した。感染対策が追いつかない、医療崩壊につながりかねない、という危機、すなわち人命や社会生活に危害が生じる災害の状況であった。当院では、最悪の事態を防ぐために2月に「新型コロナウイルス対策室」を設置し、陽性患者や疑い患者を隔離し感染拡大を防止することや、通常医療との並行な

どを検討しつつ、4月2日に最初の患者受け入れに至った。

2020年は、私が教育担当看護師長から循環器内科と心臓血管外科を主とする病棟に配置換えになった年であった。同年7月には、病床や管理体制の再編に伴い、内科、眼科、後に耳鼻咽喉科も加わる病棟の2部署管理となった。久しぶりの病棟管理に緊張する間もなく、病院ではCovid-19専用病棟の開設、一般病棟の一部閉鎖と病棟診療科の再編、看護師の再配置、外来や入院患者の制限、Covid-19 PCR検査未実施患者や有症状患者の対応などなど、さまざまな変化が起こった。感染の波が来るたびにこれらの対応が繰り返され、2年半が経ち、現在（2022年10月）は、Covid-19の知見も得られ感染対策も定まってきた。

以下では、患者が適切な医療を受けられるよう、また病棟スタッフが状況に順応できるよう、管理者としてかかわるなかで感じた看護を振り返ってみたい。

✳3──Covid-19重症患者受け入れにより生じた通常業務の変更と不安

患者ケアについては、特異な状況を乗り越えた症例がある。病棟看護師にとって、感染対策は最重要課題であったが、それ以上にストレスに感じたことは、経験のない診療科患者の受け入れや、通常では集中治療室管理になることがほとんどだった心臓血管外科手術患者が術式によっては直接病棟に帰室することであったと思う。なかでも、Covid-19重症患者のためクリティカル領域病床数を減少せざるを得ず、集中治療室で長く管理していた体外式補助循環装置装着患者を受け入れることになった際には、大きな不安と葛藤があった。

看護部長と当時の副病院長から直接このことを告げられた際、驚きと不安な気持ちでいっぱいになったが、医療チームで協力して乗り越えるしかないと覚悟を決めた。しかし、スタッフには私とは比較にならない怖さや緊張を生じさせたと思う。初めて扱う機器、それも命を預けている機器を取り扱うことができるか、病棟でできる限界を医師は理解してくれているだろうか、そもそも患者にとって十分なよい看護が提供できるのか、多くの声をスタッフから聴いた。その思いを受け止めつつ、Covid-19患者を受け入れるという病院の使命を説明し、どうしたら不安が軽減でき、何ができるかを考えた。医師や臨床工学技士など多職種と

思いを共有し、話し合い、機器の取り扱い上で看護師が行うことを明確にした。

　そして、病棟だからできる看護を考えた。窓から外が見えるベッド配置、ベッドサイドケアに時間をかける、付き添って話しかけリラックスした安心できる環境をつくるなど、スタッフが工夫し実践してくれた。入院制限があり患者数が少なかったことで実現できたこともあるが、当初の不安な発言は、「こうしたら安心したのか静かに休まれた」「今の補食のお気に入りはこれです」「今日は機嫌がよいみたいで笑顔でした」などの報告に変わった。合併症によりコミュニケーションが難しい患者であったが、患者を理解できたことや患者が喜んでくれたことの実感も得られ、看護の充実を感じられたのではないかと思う。患者に声をかけた際の患者の笑顔は、病棟でも大丈夫、みんながよい看護をしてくれている、と思える瞬間であった。

✱4——それぞれが「看護」を考える機会に

　この経験は、スタッフ支援を通して看護を考える機会となった。2020 ～ 2021年度は、Covid-19対応病棟は固定スタッフと他病棟からのローテーションスタッフで構成された。一般病棟からは1年または2か月単位でスタッフを派遣する形になる。未知の感染症であったため、当初はスタッフも自身の感染への不安が強かったが、適切なエリア設定や防護により安全が確保できていることで解消されたようである。主に、経験の浅いスタッフからは、感染対策や他病棟看護師とのかかわりから学びがあったという声を聴いた。

　一方で、ベッドサイド看護が十分にできない、iPad対応だけで看護になるのだろうかという声もあった。看護師はやはり患者を見て、触れて、感じて、実践を意識するものなのだと思った。一般病棟でも、入院中に有症状になった場合は感染対策が強化され、隔離解除までは必要最小限の接触とならざるをえない。感染対策という安全を保持しながら実践する看護の困難さがある。ベッドサイドに行けなくても寄り添う形、思いやりのある看護は何だろうか。短時間でできるケアやiPad越しの声かけ、患者の不安や孤独感の理解など、患者が隔離された状況で、それぞれのスタッフが「看護」を考えたと思う。多くのスタッフは、十分な

看護が提供できていないのでは、というもどかしさや申し訳なさを感じてはいたが、貴重な経験にもなったのではないだろうか。

＊

今回、長岡崇徳大学の山﨑達枝先生より、コラム寄稿のお声がけをいただいた。改めて顧みると、通常の医療や看護が提供できない、患者は予定された治療を受けられない、陽性患者は特に大きな不安を抱え、医療者もまた感染への危惧を抱えながら、という災害の状況であったと思う。当院の看護部は「創造性豊かな思いやりのある看護」を理念としている。Covid-19対応を経験して、非常時にもその状況下でできる看護を実践する仲間たちが誇らしくもある2年半だった。Covid-19対応は確立されつつあるが、今なお終息とはいえない。また新たな状況になっても、看護師として何が実践できるかを考え、仲間と支え合いながら患者に寄り添っていきたいと思う。

鬼澤かおる（東京医科歯科大学病院／看護師）

索 引

■数字・欧文

3T's　2
3 辺テーピング　24, 84, 148
9 の法則　70, 157
ABCDE アプローチ　50
AMP（advanced medical post）　8
BDLS（Basic Disaster Life Support）　7
Covid-19　160, 164
CRT（capillary refilling time）　20
CSCATTT　5, 136
DISASTER パラダイム　5-7
DMAT（Disaster Medical Assistance Team）
　37, 123, 132, 135
DMORT（Disaster Mortuary Operational
　Response Team）　39, 122
expectant　16, 38
JCS（Japan Coma Scale）　22
JPTEC™（Japan Prehospital Trauma
　Evaluation and Care）　10, 21
JR 福知山線脱線事故　36, 37, 55, 117, 120
METHANE　6
NBC 災害　26, 46
SCU（Staging Care Unit）　124
sieve　13, 20
sort　13, 21
stabilization　9
START 式トリアージ　13, 18, 19, 50

■あ行

圧挫症候群　54
アナフィラキシーショック　108

安全の確保　4
医師以外の職種が行うトリアージ　47
意識レベルの評価　22
遺族ケア　120
一次トリアージ　16, 18, 50
一般市民　3, 11
インシデントマネージメント　7
応急救護所　8, 52
応急処置　4, 139
オーバートリアージ　18

■か行

海上自衛隊医療チーム　136
外傷性胸部圧迫症候群　82
外傷性窒息　46, 82
外傷病院前救護ガイドライン　10, 21
解剖学的評価　21, 23, 115
開放性気胸　27, 84, 148
開放性骨折　58, 98
開放性損傷　60, 100
過換気症　110
下肢固定　140
ガス壊疽　154
活動性出血　106, 149
間接圧迫止血法　151
感染　58, 60, 96, 98, 149, 161, 164
感染症　44, 152
肝臓損傷　90
顔面出血　150
気道開通　22
気道熱傷　26, 44, 92, 158

気道の確保　　4	災害時の 3T's　　2
救援者のストレス　　121	災害死亡者家族支援チーム　　39, 122
救急救命士　　3, 21, 34	災害時要配慮者　　8, 26, 116
救急の連鎖　　3, 4	災害対応の原則　　7
急性硬膜外血腫　　76, 104	災害の分類と特徴　　43
急性硬膜下血腫　　76	災害派遣医療チーム　　37, 123, 132, 135
急性心筋梗塞　　72	鎖骨骨折　　114
救命救急処置　　4	三次救急病院　　29
胸郭動揺　　66, 144	止血帯　　151
緊急度・重症度　　12, 14, 18, 21	止血法　　149
緊張性気胸　　27, 62, 84	事故・災害医療　　5
熊本地震　　131	地震　　44
クラッシュ症候群　　21, 27, 44, 54, 56	自然災害　　43
黒タッグ　　16, 36, 37, 88, 117, 120	死体検案　　40
頸椎骨折　　104	シーブ　　13, 20
頸椎固定　　80, 104, 142	社会復帰　　5, 14
頸椎損傷　　54, 80	ジャパンコーマスケール　　22
頸椎保持　　22	受傷機転　　26, 116
広範囲皮膚剥脱創　　26, 96	出血性ショック　　44, 58, 78
後方医療施設　　4, 28	循環の評価　　23
護衛艦「いずも」　　135	傷者収療訓練　　136
誤嚥性肺炎　　104	情報伝達　　4
呼吸数　　23	人的災害　　45
骨折触診所見　　28	心理面でのサポート　　10
固定法　　140	生理学的評価　　18, 22, 115
ゴールデンアワー　　10	切迫早産　　112
	全身観察　　23

■さ行

災害医療部署　　127	穿通性異物固定　　145
災害事象管理　　7	選別・並び替え　　13, 16, 21
災害時に伝えるべき情報　　6	ソート　　13, 21

■た行

大群集事故　45
体系的対応の基本原則　5
大腿骨骨折　27, 58, 140
脱出臓器の被覆　24, 146
多発肋骨骨折　66, 144
腸管脱出　24, 100, 146
直接圧迫止血法　106, 149
治療　2, 8
デグロービング損傷　26, 96
橈骨動脈損傷　106, 149
橈骨動脈脈拍触知　20
特殊災害　46
トリアージ　2, 8, 12, 37
　―の繰り返し　15, 35
　―の原則　13
　―のプロトコール　15
　―の目標　14
トリアージ区分　15, 52
トリアージタッグ　16, 30, 38, 120
　―の記載方法　32
　―の装着部位　16
トリアージ判定模擬訓練　49

■な行

二次救急病院　29
二次トリアージ　13, 16, 21, 28, 52, 115
妊婦　26
ネックカラー　142
熱射病　74
熱傷　26, 44, 70, 92, 157

熱傷後感染　157

■は行

敗血症　158
バイスタンダー　3, 11, 138
破傷風　58, 98, 152
搬送　2, 8, 10, 29
搬送トリアージ　29
搬送病院　4
東日本大震災　123, 127
被覆法　146
病院前救護　3
不安神経症　110
腹腔内出血　78
腹部貫通創　90
防げる死　5
プラチナタイム　10
ふるい分け　13, 16, 20
フレイル固定　24, 66, 144
フレイルチェスト　24, 27, 66, 144
プレホスピタルケア　2, 10
法医学　40
蜂窩織炎　156
ボランティア　8

■ま・や・ら行

毛細血管再充満時間　20
優先順位　14, 28, 121
優先度・緊急度　4, 9
裂傷　60, 86
ロジスティクス　125

付録動画のご案内

本書には付録動画があります。以下のURLからアクセスできます。
https://jnapcdc.com/sp/tri3/
ユーザーID　distria3　　パスワード　99triage

■第1部　トリアージタッグの記入方法

平時では、実際に書く機会がないトリアージタッグ。いざというときにあわてないように、書き方の練習をしておきましょう！

■第2部　Let'sチャレンジ！トリアージ判定

特殊メイクによる模擬傷病者の映像を見て、二次トリアージ判定をしてみましょう！

●サンプル

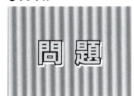
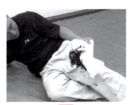
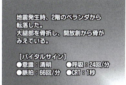

あなたは、何色のトリアージタッグを切りますか？

■第3部　身につけよう！災害現場での応急処置

災害現場や救護所で必要な応急処置の実際を、目で見て覚えましょう！

●サンプル：大腿部骨折の応急処置

感染防止のため、開放創部を清潔なガーゼ等で被覆します。

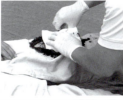
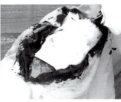
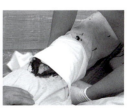

大腿部を副木で固定します。

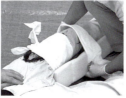
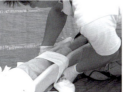
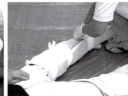

171

災害現場でのトリアージと応急処置 第3版

2009年11月10日	第1版第1刷発行	〈検印省略〉
2015年10月 1日	第1版第6刷発行	
2016年12月15日	第2版第1刷発行	
2018年 9月 1日	第2版第2刷発行	
2023年 1月10日	第3版第1刷発行	

編　　　集　　山﨑 達枝

発　　　行　　株式会社 日本看護協会出版会
　　　　　　　〒150-0001 東京都渋谷区神宮前5-8-2　日本看護協会ビル4階
　　　　　　　〈注文・問合せ／書店窓口〉TEL/0436-23-3271　FAX/0436-23-3272
　　　　　　　〈編集〉TEL/03-5319-7171
　　　　　　　https://www.jnapc.co.jp

装　　　丁　　臼井新太郎

本文イラスト　　志賀 均

動 画 制 作　　株式会社 イマージン

印　　　刷　　株式会社 教文堂

●本書に掲載された著作物の複写・複製・転載・翻訳・データベースへの取り込み、および送信（送信可能化権を含む）・上映・譲渡に関する許諾権は、株式会社日本看護協会出版会が保有しています。
●本書掲載のURLやQRコードなどのリンク先は、予告なしに変更・削除される場合があります。

JCOPY 〈出版者著作権管理機構 委託出版物〉
本書の無断複製は著作権法上での例外を除き禁じられています。複製される場合は、その都度事前に一般社団法人出版者著作権管理機構（電話 03-5244-5088、FAX 03-5244-5089、e-mail: info@jcopy.or.jp）の許諾を得てください。

©2023 Printed in Japan　ISBN 978-4-8180-2542-4

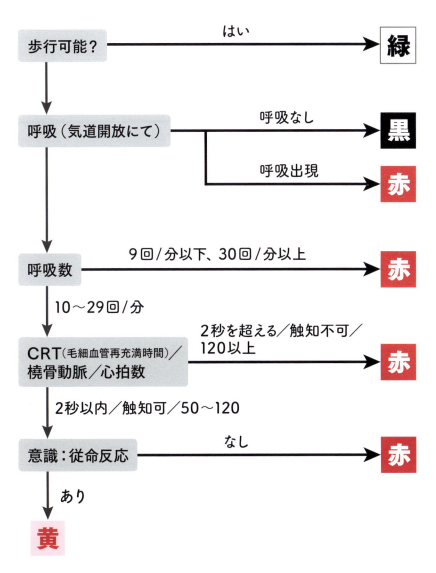

二次トリアージ ▦ 並び替え／順位づけトリアージ

赤：緊急（最優先）治療群（Ⅰ）

第1段階：生理学的評価	第2段階：解剖学的評価
意識：JCS2桁以上 呼吸：9回／分以下、30回／分以上 脈拍：120/分以上、50/分未満 血圧：収縮期血圧90mmHg未満、 　　　200mmHg以上 SpO_2：90％未満 その他：ショック症状 　　　　低体温（35度以下）	開放性頭蓋骨陥没骨折 外頸静脈の著しい怒張 頸部または胸部の皮下気腫 胸郭動揺、フレイルチェスト 開放性気胸 腹部膨隆、腹壁緊張 骨盤骨折（骨盤動揺、圧痛、下肢長差） 両側大腿骨骨折 四肢切断 四肢麻痺 穿通性外傷 デグロービング損傷 15％以上の熱傷、顔面気道熱傷合併

黄：準緊急（待機的）治療群（Ⅱ）

評価など	傷病状態および病態
受傷機転	体幹部の挟圧 1肢以上の挟圧（4時間以上） 爆発 高所墜落 異常温度環境 有毒ガス発生 汚染（放射性物質、生物剤、化学剤による災害：NBC）

＊災害時要配慮者（小児、女性、高齢者、妊婦、基礎疾患のある傷病者、旅行者［外国人］）は、必要に応じて、余裕があれば準緊急（待機的）治療群（Ⅱ）に分類する。

＊受傷機転で重症の可能性があれば、一見軽症でも準緊急（待機的）治療群（Ⅱ）以上に分類する。